DIE ÜBUNGEN

PILATES-SESSIONS

Nach Themen

Nach Level

Einleitung

Zuerst möchte ich mich vorstellen: ich heiße Séverine, ich bin staatlich geprüfte Sportlehrerin und Pilates-Trainerin. Ich habe Pilates nach meinem Sportdiplom entdeckt und es war für mich eine wahre Offenbarung. Das heißt, nicht sofort, denn anfangs fühlte ich mich unfähig und verstand nicht, warum. Das sollte Sie ermutigen!

Im Laufe meiner Praxis und Ausbildung verstand ich allmählich, wie vorteilhaft Pilates für die Gesundheit ist: bessere Haltung, Stärkung der Bauchmuskulatur, Geschmeidigkeit und Beweglichkeit ...

Seitdem bin ich begeistert und bilde mich unentwegt fort, denn es liegt mir am Herzen, meinen Schülerinnen und Schülern den bestmöglichen Unterricht zu bieten.

Ich versuche, meinen Unterricht auf meinem Instagram-Account @jesuisunecoach und über meine Online-Kurse sowie meine eigene Video-Plattform spielerisch und leicht verständlich zu vermitteln: www.jesuisunecoach.fr

Ich möchte, dass Sie beim Lesen dieses Buches Lust darauf bekommen, behutsam und effizient zu üben, um die Übungen schließlich ohne jeden Leistungsdruck flüssig aneinanderreihen zu können.

Séverine Augoyat

Fotos: Myrtille Boyer

SO GEHT PILATES *richtig*

40 Übungen und ihre typischen Haltungsfehler

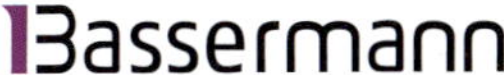

Inhalt

EINLEITUNG

WAS IST PILATES?

PILATES-BEGRIFFE

WARM-UP

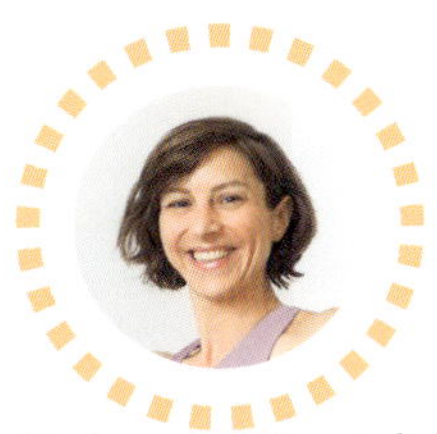

Nehmen Sie sich Zeit, mit dem ersten Level vertraut zu werden, bevor Sie auf dem nächsthöheren Niveau üben. Häufig kehrt man zu den Grundübungen zurück, und manchmal tut das sehr gut. Empfinden Sie beim Üben vor allem Freude und Leichtigkeit, damit daraus ein Augenblick echten Wohlbefindens wird.

Um Ihnen die Haltungen zugänglich zu machen und Ihnen dabei zu helfen, sie ohne Verletzungsgefahr auszuüben, finden Sie Haltungsbeispiele zum Nachmachen (grünes Symbol) und solche, die Ihnen zeigen, wie Sie es nicht machen sollten (rot). Jede Stellung wird Ihnen erklärt.

 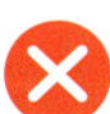

Damit sind Sie für den zweiten Teil des Buches mit thematisch und nach Schwierigkeitsgrad geordneten Pilates-Sitzungen gerüstet, aus denen Sie nach Ihren Bedürfnissen auswählen.

Zum Schluss noch dies: Nehmen Sie sich am Ende Ihrer Sitzung ein paar Minuten Zeit, um sich zu beglückwünschen. Ein kleiner, kostbarer Moment, in dem Sie Ihr Augenmerk mehr auf Ihre Fortschritte legen sollten als darauf, was Sie Ihrer Meinung nach nicht erreicht haben.

Willkommen in der wunderbaren Welt des Pilates – ich werde mich bemühen, Ihnen Zugang zu ihr zu schaffen und sie angenehm zu gestalten!

WAS IST PILATES?

Bevor ich zu den Übungen selbst komme, möchte ich Ihnen von Pilates und seinem Erfinder und Gründer, Joseph Pilates, erzählen. Ich glaube, es ist sehr wichtig, die Entstehungsgeschichte dieser Trainingsmethode zu kennen, damit man die Übungen besser versteht und den Nutzen, den sie haben, einschätzen kann.

Pilates wird deshalb so häufig empfohlen, weil es als Grundlage aller Sportdisziplinen betrachtet werden kann. Mit Pilates kann man zum Beispiel besser in einen Muskelaufbaukurs einsteigen, weil es von vornherein die richtigen Haltungen dafür fördert: einen geraden Rücken und aktive Bauchmuskeln.

WER WAR JOSEPH PILATES?

Joseph Pilates wurde 1883 in Mönchengladbach geboren. Er war ein schwächliches Kind und litt unter Asthma und Rachitis. Sehr früh begeisterte er sich für Anatomie und Bewegung. Entschlossen und zielstrebig machte er Fitnesstraining – insbesondere Boxen und Gymnastik – und hatte damit Erfolg. Im 1. Weltkrieg war er als Kriegsgefangener in einem Lager in England. Dort betätigte er sich als Krankenpfleger und entwickelte Übungen, die verletzte Gefangene auch im Liegen ausführen konnten, um ihre Bewegungsfähigkeit wiederherzustellen.

1923, einige Jahre nach dem Krieg, zog er nach New York und eröffnete dort sein erstes Studio, das zunächst dazu bestimmt war, Berufstänzer*innen zu trainieren und bei Bedarf mit Krankengymnastik zu behandeln. Damals entwickelte er eine ganze Reihe von Übungen auf dem Boden (Matwork) und an Geräten (Reformer, Cadillac ...). Seine Methode nannte er »Contrology«.

Die Pilates-Methode kam in den 1950er-Jahren in Frankreich an, war jedoch noch Berufstänzer*innen vorbehalten. Erst nach 1990 gab es die ersten Pilates-Zentren für die breite Öffentlichkeit.

Heute praktizieren Tänzer*innen, Spitzensportler*innen und viele Stars der Film- und Musikbranche Pilates.

WAS IST PILATES?

Pilates ist ein Trainingskonzept, mit dem die Tiefenmuskulatur, insbesondere die Bauchmuskulatur, gekräftigt und die Körperbeherrschung verbessert werden soll. Im Gegensatz zum Training in Fitnessstudios, wo Sie während einer Sitzung manchmal nur bestimmte Muskelpartien, zum Beispiel den Oberkörper, trainieren, aktivieren Sie hier alle Muskeln, indem Sie das gesamte Register an Übungen ausführen.

Tatsächlich führen wir während einer Pilates-Sitzung nicht nur drei oder vier Bewegungen aus, sondern das gesamte Grundrepertoire. Sie werden also Ihren ganzen Körper beanspruchen, vom Kopf bis zu den Zehenspitzen.

Ein Pilateskurs kann mit oder ohne Zubehör auf der Matte ausgeübt werden (wir nennen es Matwork) oder an Geräten (Reformer, Cadillac ...).

GRUNDLAGEN DER PILATES-METHODE

Pilates beruht auf sechs wichtigen Prinzipien.

Atmung

Die Atmung ist die Grundlage des Pilatestrainings. Die Pilates-Atmung mag anfangs unnatürlich erscheinen, da es sich um eine »laterale Thorax-Atmung« handelt (siehe S. 20), während die natürliche Atmung eine Bauchatmung ist, das heißt der Bauch dehnt sich beim Einatmen und schwillt beim Ausatmen ab. Bei

Pilates lernt man, mit dem Brustkorb zu atmen, um das Powerhouse (siehe S. 19) unter Spannung zu halten.

Keine Angst, im Laufe der Übungen wird das selbstverständlich und Sie werden gar nicht mehr daran denken!

Konzentration

Wenn Sie sich fragen, warum es in einem Pilateskurs keine Musik gibt, dann liegt das daran, dass die Übungen Ihre volle Konzentration fordern: Es handelt sich in der Tat darum, Körper *und* Geist zu betätigen. Wenn Sie als Geräuschkulisse Musik laufen lassen, die Ihnen Lust macht, die Hüften zu schwingen, könnte das Ihre Konzentration beeinträchtigen.

Zentrierung

Im Zusammenhang mit dem Powerhouse spricht man von Zentrierung auf die Körpermitte. Joseph Pilates erklärte, dass jede Bewegung (egal, ob man den Arm hebt, den Rumpf beugt etc.) von der Körpermitte ausgeht. Stellen Sie sich diese Körpermitte zwischen den Rippen und dem Schambein vor, dort liegt Ihr Powerhouse.

Kontrolle

Jede Bewegung muss in einem genauen Rhythmus ausgeführt werden: nicht zu schnell, um die Kontrolle nicht zu verlieren, nicht zu langsam, um Verspannungen zu vermeiden.

Präzision

Bei Pilates erfordert jede Übung hohe Genauigkeit. Man strebt nicht nach Quantität, sondern nach Qualität. Deshalb ist die Anzahl von Wiederholungen pro Übung begrenzt.

Fließen

Bei Pilates ist der Körper ständig in Bewegung. Ziel ist es, dass die Übungen sich fließend aneinanderfügen.

WARUM ÜBEN?

Durch regelmäßiges Pilatestraining verbessert man seine Haltung und beugt Verletzungen vor – weshalb es häufig von Physiotherapeut*innen und Osteopath*innen empfohlen wird. Die Vorteile für die Gesundheit sind zahlreich, herausragend sind die Verbesserung der Haltung und die Kräftigung der Bauchmuskeln.

FÜR WEN IST PILATES GEEIGNET?

Viele glauben, dass man sportlich veranlagt sein muss, um Pilates zu machen. Glauben Sie mir: das stimmt nicht! Pilates wendet sich an alle, ob sportlich oder nicht, dünn oder rundlich, jung oder älter: Es ist für jeden Körper, jedes Geschlecht und jedes Alter geeignet. Es gibt keine Kontraindikationen außer medizinischen – so, wie für jede andere körperliche Aktivität. Pilates in der Schwangerschaft zum Beispiel ist ideal, da es die Folgen der Gewichtszunahme und die damit verbundene Belastung der Lendenwirbel mildert: Ein starkes Powerhouse verhindert insbesondere Rückenschmerzen.

Man tendiert manchmal dazu, Pilates zu unterschätzen und mit Stretching gleichzusetzen, was aber ein Trugschluss ist. Wer glaubt, man könne Pilates locker angehen, wird überrascht sein!

DIE ÜBUNGEN IN DIESEM BUCH

Die Übungen in diesem Buch sind eine Auswahl aus dem gesamten Repertoire und stellen eine solide Grundlage für Ihr persönliches Training dar.

Jede Übung ist auf möglichst einfache Weise und ausführlich beschrieben.

Ausgangsniveau ist das Anfänger-Level 1. Danach finden Sie wahlweise die beiden anderen Levels: Level 2 für Fortgeschrittene und gegebenenfalls Level 3 für Profis.

Manche Übungen setzen ein gewisses Übungsniveau voraus. Wenn Sie Anfänger*in sind, heben Sie sich diese einfach für später auf.

Am Ende des Buches finden Sie verschiedene Typen von Sitzungen, um Ihr Training abwechslungsreicher zu gestalten.

Wenn Sie müde sind oder dies im Lauf der Übungen werden, gehen Sie auf das Anfängerlevel zurück. Es ist immer gut, die Übungen dem eigenen Empfinden anzupassen.

VORSICHT!

Es ist wichtig, die Reihenfolge der Übungen aus dem Repertoire einzuhalten. Wenn Sie bei der Ausführung von Bewegungen Schmerzen verspüren, reduzieren Sie die Anzahl der Wiederholungen oder gehen Sie zur nächsten Übung über.

Übungen für Fortgeschrittene und Profis sind anspruchsvoller und fordernder, aber nichts hindert Sie daran, die Übungen des Anfängerlevels zu wiederholen, wenn Sie das brauchen. Hören Sie auf Ihr Gefühl, das ist ausschlaggebend. Manchmal sind Sie vielleicht müde oder weniger konzentriert. In diesem Fall ist es gut, auf die Grundübungen zurückzugreifen. Denken Sie daran, dass Sinn und Zweck Ihr Wohlbefinden ist!

VARIANTEN MIT PILATES-ZUBEHÖR

Um Ihre Sitzungen zu variieren, können Sie einen Pilates-Ring bzw. Magic Circle oder einen Pilates-Softball (220 mm) verwenden. Dieses Zubehör ermöglicht es Ihnen, die Übungen abzuwandeln. Urteilen Sie nicht nach dem Aussehen, Sie werden überrascht sein! Um diese beiden Hilfsmittel richtig anzuwenden, muss man einiges beachten:

- Der Softball wird nie ganz aufgepumpt. Man kann ihn zwischen den Händen, den Oberschenkeln oder den Fußknöcheln halten. Er kann auch unter die Schulterblätter oder den unteren Rücken gelegt werden (in diesem Fall prüfen, ob der Ball nicht zu stark aufgepumpt ist, sonst wird die Übung unangenehm!).

- Wenn der Pilates-Ring mit den Händen gehalten wird, müssen die Hände ausgestreckt sein (winkeln Sie die Finger zum Halten nicht an, sonst üben Sie zu viel Kraft aus und verkrampfen). Wenn Sie ihn zwischen die Füße nehmen, muss er immer oberhalb der Knöchel platziert werden, der Knöchel liegt am Pad des Ringes an. Auf der Innenseite der Oberschenkel liegt er oberhalb des Knies.
Bei manchen Übungen dient das Pad dazu, den Kopf zu stützen, wenn er angehoben ist, beide Hände befinden sich dann an der Innenseite des Rings, jeweils links und rechts von dem gegenüberliegenden Pad. Der Druck auf den Ring ist mäßig, er dient nicht der Stärkung der Muskeln, sondern ist eine zusätzliche Herausforderung für Ihr Training!

WAS BRAUCHE ICH?

Bei den meisten Übungen liegt man ausgestreckt auf dem Rücken. Deshalb ist für Ihre Sitzung eine dicke und bequeme Matte sehr wichtig (eine Yogamatte ist für Pilates zu dünn und nicht zu empfehlen). Sie soll Ihre Wirbelsäule und Ihren Kopf während der gesamten Übungen schützen. Sparen Sie hier nicht!

Vielleicht brauchen Sie auch ein kleines Handtuch, das Sie unter den Kopf legen können, wenn Sie auf dem Rücken liegen.

Der Softball und der Magic Circle (oder Pilates-Ring) vervollständigen Ihre Ausstattung, wenn Sie Ihre Sitzungen variieren möchten.

WIE OFT SOLL ICH ÜBEN?

Der Schlüssel zum Erfolg ist Regelmäßigkeit. Anfangs möchten Sie vielleicht jeden Tag üben. Ich rate Ihnen eher, langsam zu beginnen und Ihr Training so abzustimmen, dass es ohne große Zwänge in Ihren Terminplan passt.

Zwei Sitzungen pro Woche sind meiner Meinung nach für den Anfang gut. Wenn Sie Lust haben, häufiger zu trainieren, tun Sie das, aber gönnen Sie sich einen Tag Pause zwischen den Sitzungen, damit sich Ihr Körper erholen kann.

WARM-UP UND COOL-DOWN

Für die Anfangs- und Endphase einer Pilates-Sitzung gibt es »beginnings« und »endings« (Warm-up- und Cool-down-Übungen zum Auf- und Abwärmen). Warm-up-Übungen vor einer Sitzung (siehe S. 27) bereiten Sie mental und physisch auf das Workout vor.

Für das Cool-Down ist es ratsam, sich einige Minuten mit geschlossenen Augen auf der Matte ausgestreckt zu erholen und den Körper mit der natürlichen Atmung zu entspannen. Genießen Sie die getane Arbeit und erfreuen Sie sich an der wohltuenden Wirkung Ihrer Sitzung.

PILATES-BEGRIFFE

Wenn man zum ersten Mal einen Pilates-Kurs besucht, kann dies verunsichern, und man neigt schnell dazu, den Mut zu verlieren. Und das aus gutem Grund. Die Pilates-Begriffe sind zugegebenermaßen ziemlich technisch. Stellen Sie sich vor, jemand spricht mit Ihnen in einer Sprache, die Sie überhaupt nicht kennen – wie reagieren Sie? Ich schlage Ihnen als ersten Schritt vor, sich ein paar Minuten Zeit für die Lektüre zu nehmen und sich in diese Sprache zu vertiefen, die Ihnen vielleicht unbekannt ist und die Sie schwer verstehen.

MATWORK

Mit »Matwork« bezeichnet man zunächst das Repertoire der Übungen auf dem Boden, also auf der Matte. Um nach Schwierigkeitsgraden zu unterscheiden, heißt es in Kursen oft »Matwork Level 1« oder »Matwork Level 2«. Sie sehen also, die Begriffe in einem Pilates-Kurs sind englisch. Diese Begriffe werden der Einfachheit halber in diesem Buch verwendet.

SICH AUFRICHTEN

Dieser Begriff kommt bei Pilates häufig vor. Es ist offensichtlich, dass Bewegungsmangel zu schlechter Körperhaltung führt. Für viele ist die gerade Haltung eine wirkliche Herausforderung.

Es geht darum, die Wirbelsäule zu strecken und dabei den Blick geradeaus nach vorn zu richten. Häufig beugt man sich reflexartig nach vorn und betont damit die Krümmung der Wirbelsäule. Sie sollten jedoch versuchen, den Scheitel zur Zimmerdecke zu ziehen.

Sie sind dran!
Stellen Sie sich aufrecht an das Kopfende Ihrer Matte, atmen Sie aus, richten Sie sich auf und machen Sie sich größer: Richten Sie den Blick nach vorn und stellen Sie sich dabei vor, dass Ihr Scheitel wie von einem Faden nach oben gezogen wird. Halten Sie die Schultern unten und nehmen Sie die Länge Ihrer Wirbelsäule bewusst wahr.

POWERHOUSE

Das »Powerhouse« (auch als »Körpermitte« oder »Core« bezeichnet) ist sozusagen der Angelpunkt, das Kernstück von Pilates.

Zuallererst sollten Sie sich Ihrer Beckenbodenmuskulatur bewusst werden. Frauen, die nach einer Entbindung Rückbildungsgymnastik gemacht haben, haben dafür eine gute Wahrnehmung, andere mögen davon noch nie gehört haben. Versuchen Sie, sich die Zone zwischen Ihren Sitzbeinknochen und dem Schambein bildlich vorzustellen. Dort befinden sich die Schließmuskeln, die *Sphinkter*, die sich zusammenziehen, wenn Sie Harn- oder Stuhldrang verspüren.

Sie sind dran!
Atmen Sie im Stehen während des Aufrichtens ein und ziehen Sie beim Ausatmen Ihre Schließmuskeln zusammen. Stellen Sie sich dabei vor, dass Sie einen Gang zur Toilette zurückhalten.

Was man bei der Aktivierung der Körpermitte ebenfalls trainieren muss, ist der *Transversus Abdominis*, der tiefliegende, querverlaufende Bauchmuskel. Der Transversus ist der tiefste Bauchmuskel. Er macht einen flachen Bauch und eine schlanke Taille. Man aktiviert ihn, wenn man bei eingezogenem Bauch blasend ausatmet. Der Bauch bleibt während der Übungen eingezogen. Als bildlichen Vergleich nimmt man einen Gürtel, den man ganz eng schnallt.

Sie sind dran!
Atmen Sie im Stehen beim Aufrichten ein und ziehen Sie beim Ausatmen Ihren Nabel so weit wie möglich Richtung Wirbelsäule ein. Ziehen Sie den Bauch ein wenig ein, so als müssten Sie den Gürtel nach einem üppigen Mahl enger schnallen!

Diese beiden Muskelgruppen müssen während der ganzen Übung aktiv bleiben – ohne Sie an der Bewegung zu hindern. Also ziehen Sie den Reißverschluss hoch und schließen Sie Ihren Gürtel!

SEITLICHE BRUSTKORBATMUNG

Wer sich auf seine Atmung konzentriert, kann leicht unsicher werden. Oft kommt dabei das Gefühl auf, die Atmung sei erzwungen oder unnatürlich.

Die spontane Atmung ist die Bauchatmung: Der Bauch bläht sich beim Einatmen auf und wird beim Ausatmen wieder flach. Das tut man automatisch, ohne sich konzentrieren zu müssen. Die Konzentration ist nun aber eines der Grundprinzipien von Pilates. Mit der Pilates-Methode lernen Sie, mit den Flanken zu atmen: Es handelt sich hier um die seitliche Bruskorbatmung (laterale Thorax-Atmung), mit der Ihre Körpermitte während der ganzen Sitzung aktiv bleiben kann.

Da es leichter ist, die Bauchmuskulatur und die Körpermitte beim Ausatmen zu aktivieren, wird zu Beginn Ihres Trainings genau dies geübt. Stellen Sie sich beim Ausatmen vor, dass der Nabel sich der Wirbelsäule nähert.

Versuchen Sie einmal rein testhalber, Ihren Bauch beim Einatmen einzuziehen. Ich bin sicher, dass Sie dies schwieriger finden als beim Ausatmen!

Es ist wichtig, dass Sie Ihre Atmung nicht forcieren, damit Sie Ihre Muskeln nicht verkrampfen oder irgendwo anders im Körper Verspannungen entstehen.

Sie sind dran!
Legen Sie im Stehen Ihre Hände seitlich an Ihren Brustkorb und fühlen Sie, wie er sich beim Einatmen weitet und Ihre Hände nach außen schiebt. Atmen Sie jetzt aus und fühlen Sie, wie sich Ihre Hände einander näherkommen und Ihren Brustkorb wie ein Korsett umschließen.

NEUTRALES BECKEN

Während des Trainings muss Ihr Becken seine neutrale Stellung behalten. Die Betonung liegt auf *seine*, denn jeder von uns hat seine eigene neutrale Beckenstellung. Ihre neutrale Beckenposition ist diejenige, in der Ihr Körper völlig entspannt ist. Wir werden Sie gemeinsam suchen.

Sie sind dran!
Stellen Sie sich an das Kopfende Ihrer Matte, die Füße schulterbreit auseinander, die Beine sind locker. Legen Sie die Hände

an die Hüften und führen Sie die sogenannte Retroversion und Anteversion des Beckens aus. Das heißt, Sie drücken zuerst Ihr Gesäß nach hinten und spüren, wie diese Bewegung die Krümmung der Wirbelsäule betont. Danach bringen Sie umgekehrt Ihr Schambein nach vorn (Sie werden dabei wahrscheinlich Ihre Gesäßmuskeln anspannen).

Ihre neutrale Beckenposition befindet sich genau in der Mitte zwischen diesen beiden Haltungen. Wenn Sie noch nicht wissen, was gemeint ist, legen Sie sich auf den Rücken, da haben Sie den Boden als sensorischen Anhaltspunkt. Der untere Rücken ist entspannt und übt keinen Druck auf die Matte aus. Man neigt dazu, den Rücken unbedingt auf den Boden drücken zu wollen, aber das ist falsch: Hier geht es darum, die natürliche Krümmung der Wirbelsäule zu respektieren.

STABILITÄT DES BRUSTKORBS

Es ist nicht immer leicht, seine natürliche Haltung zu finden. Wenn Sie sie gefunden haben, gilt es, sie beizubehalten! Bei Bewegungen neigt man dazu, diese neutrale Position aufzugeben.

Sie sind dran!

Legen Sie sich auf die Matte, das Becken ist in neutraler Position und die Arme liegen längs am Körper.

Atmen Sie ein und bringen Sie dann beim Ausatmen die Arme nach hinten. Achten sie darauf, dass der Oberkörper auf dem Boden bleibt und sich nicht wölbt. Machen Sie kein Hohlkreuz! Das Becken muss neutral bleiben!

C-KURVE

Man muss bei dieser Übung aufpassen, dass die Wirbelsäule gestreckt wird und nicht durchhängt, und die Körpermitte angespannt ist.

Die Bewegung geht nicht vom Rücken, sondern von der Körpermitte aus. Durch die Aktivierung der Körpermitte lässt sich die C-Kurve auf ganz harmonische Weise ausführen. Diese Aktivierung der Körpermitte geht von vorn aus, indem man den Bauch einzieht und nicht dadurch, dass man den Rücken rund macht.

Sie sind dran!
Sie sitzen am Kopfende der Matte, die Beine halb gebeugt, die Füße in Beckenbreite auseinander. Die Sohlen liegen auf dem Boden auf. Fassen Sie mit den Händen unter das Ende Ihrer Oberschenkel, also fast in die Kniekehlen, die Ellbogen sind nach außen geöffnet. Atmen Sie ein, machen Sie sich groß, halten Sie die Wirbelsäule gerade. Nun atmen Sie aus und aktivieren dabei die Körpermitte so, dass Sie hinter Ihre Sitzbeine kippen; ziehen Sie dabei den Bauch ein. Lassen Sie die Fersen fest auf dem Boden verankert. Schieben Sie das Kreuzbein auf der Matte so weit wie möglich zurück, bis Ihre Arme gestreckt sind und Ihr Rücken ein C formt. Atmen Sie ein, dann aus und bringen Sie den Rücken wieder in die aufgerichtete Ausgangsstellung.
Danach können Sie diese Bewegung mit nach vorn gestreckten Armen ausführen, die Handflächen zeigen zueinander. Versuchen Sie, weiter nach hinten und unten zu kommen.

CHEST LIFT

Nun, da Sie die ersten Grundlagen kennengelernt haben, füge ich eine Option hinzu, die Ihr Training intensiviert. Bei manchen Übungen werden Kopf und Schultern angehoben, Sie stützen sich auf den Schulterblättern ab.

Achtung: Wenn Sie den Brustkorb anheben, achten Sie darauf, dass Sie die Bewegung nicht ausgleichen und das Becken mit einrollen, um höher zu kommen!

Sie sind dran!

Sie liegen ausgestreckt auf dem Rücken, die Hände hinter dem Kopf, die Ellbogen in Ihrem Blickfeld. Heben Sie beim Ausatmen den Kopf vom Boden ab und achten Sie darauf, diese Bewegung von Ihrer Körpermitte aus zu steuern und nicht mit den Händen am Kopf zu ziehen. Machen Sie anfangs nur kleine Bewegungen, bis Sie sich schließlich auf den Schulterblättern abstützen. Sie können diese Bewegung auch mit parallel zum Boden ausgestreckten Armen und ohne Hände ausführen, was aber für den Nacken schnell zu intensiv werden kann. Zögern Sie also nicht, die Übung Ihrem Empfinden anzupassen.

PILATES-V

Beim Pilates-V sind die Fersen aneinandergedrückt und die Zehen zeigen nach außen. Man neigt dazu, dieses V zu weit zu öffnen, in Wirklichkeit ist die Bewegung ganz klein und nur zwei bis drei Finger weit. Auch wenn das nur an den Füßen sichtbar ist, ist dennoch das ganze Bein einbezogen. Sie müssen es spüren, wenn Sie das Pilates-V machen: Die Innenseite der Oberschenkel ist aktiv und die Sitzbeinhöcker ziehen sich zusammen.

Sie sind dran!
Drücken Sie im Stehen, beim Aufrichten und bei neutralem Becken, die Fersen zu einem Pilates-V aneinander. Atmen Sie ein, atmen Sie aus und heben Sie die Fersen vom Boden. Atmen Sie dann ein, setzen Sie die Fersen wieder auf den Boden und behalten Sie die Pilates-V-Stellung bei.

TABLE TOP

Während der Übungen sind die Beine in der Ausgangsstellung sehr oft in Inversion wie bei einem umgedrehten Stuhl, das heißt die Beine sind im rechten Winkel gebeugt, die Knie stehen über der Hüfte und die Füße bilden eine Linie mit den Knien (d.h. die Unterschenkel sind parallel zum Boden). Das Becken bleibt dabei immer neutral.

WARM-UP

Die Minuten vor dem Ablauf der Übungsreihe sind Teil Ihres Trainings. Sie ermöglichen sowohl Ihrem Körper als auch Ihrem Geist (bei Pilates hängt alles zusammen!) einen behutsamen Start.

Ich schlage Ihnen daher eine Reihe von Übungen vor, die Sie vor Beginn Ihrer Sitzung machen sollten.

POSITION 1: C-KURVE

Sie sitzen mit gebeugten, angezogenen Beinen auf der Matte. Strecken Sie beide Arme parallel zum Boden nach vorn und legen Sie die Hände an die Rückseite der Oberschenkel. Atmen Sie aus, um Ihr Becken zu kippen, gehen Sie dabei aber nicht zu tief. Legen Sie ruhig ein Handtuch hinter sich, damit Sie es beim Kippen spüren.
Wiederholen Sie diese Übung drei- bis fünfmal.

Alternativ mit Pilates-Zubehör:
Mit Softball zwischen den Schenkeln.

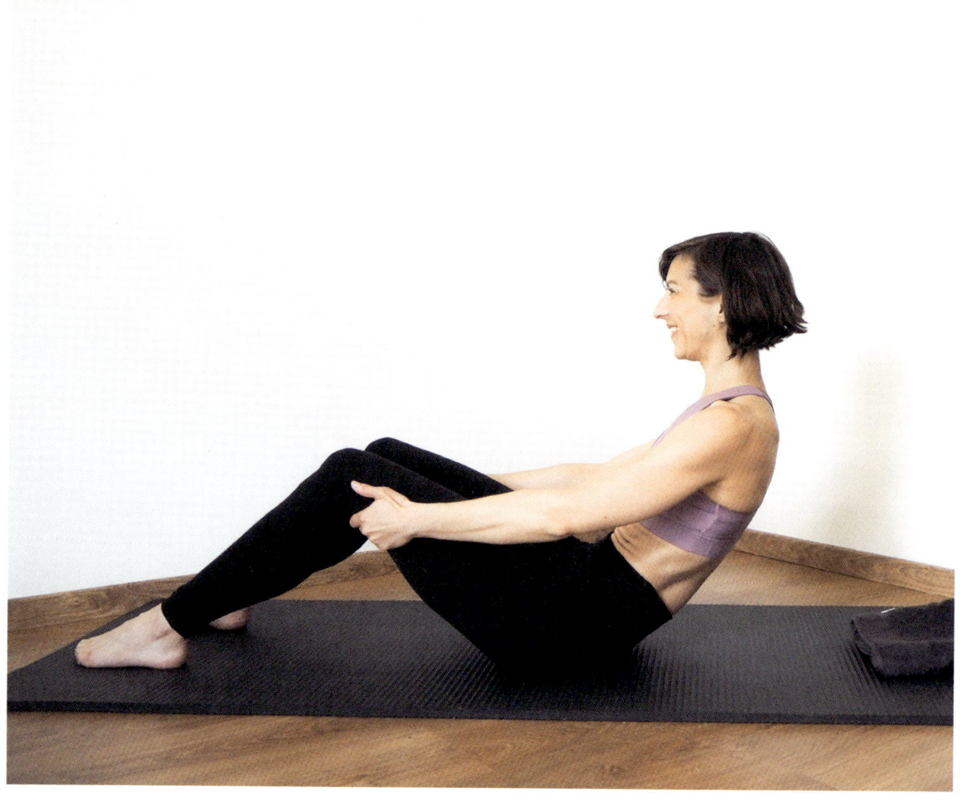

POSITION 2: NEUTRALES BECKEN

Sie liegen auf dem Rücken, die Beine gebeugt und beckenweit auseinander, die Fersen auf dem Boden. Kippen Sie mit dem Becken, bis Sie seine neutrale Position finden. Atmen Sie einige Male ein und aus, um sie zu stabilisieren und praktizieren Sie dabei die Pilates-Atmung.

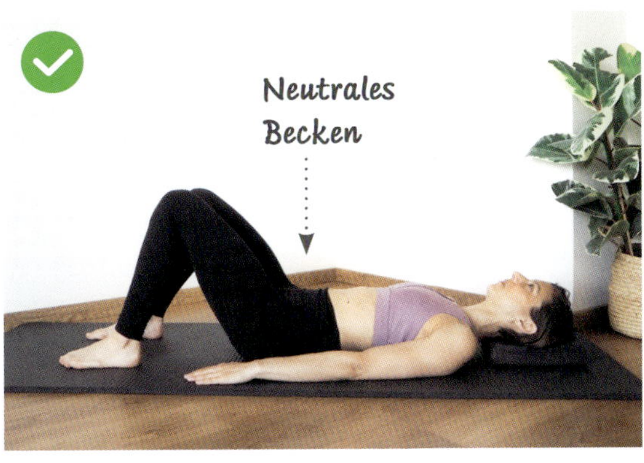

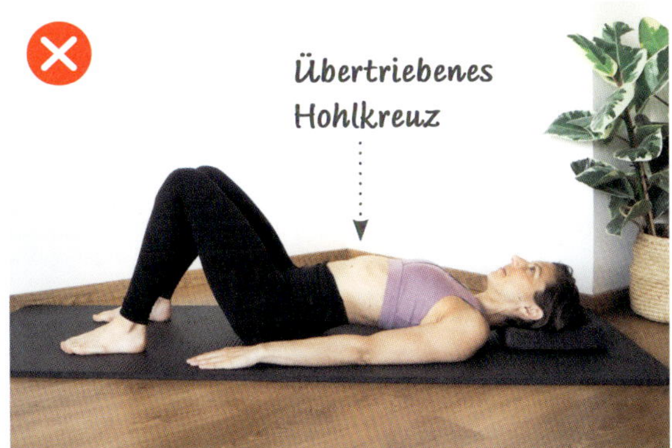

Atmen Sie vier- bis sechsmal ein und aus.

Alternativ mit Pilates-Zubehör:
Softball zwischen den Schenkeln (wenn Sie ihn in Position 1 hatten).

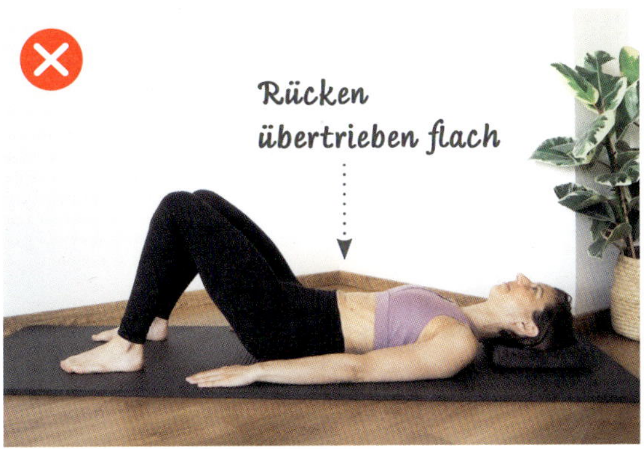

POSITION 3: NEUTRALES BECKEN

Sie liegen ausgestreckt auf dem Rücken, das Becken ist neutral, die Beine sind gebeugt und angezogen, die Füße stehen flach auf dem Boden. Heben Sie beim Ausatmen ein Bein vom Boden ab und bringen es in die Inversionsstellung, das heißt das Knie ist über der Hüfte (das Bein ist im rechten Winkel gebeugt).

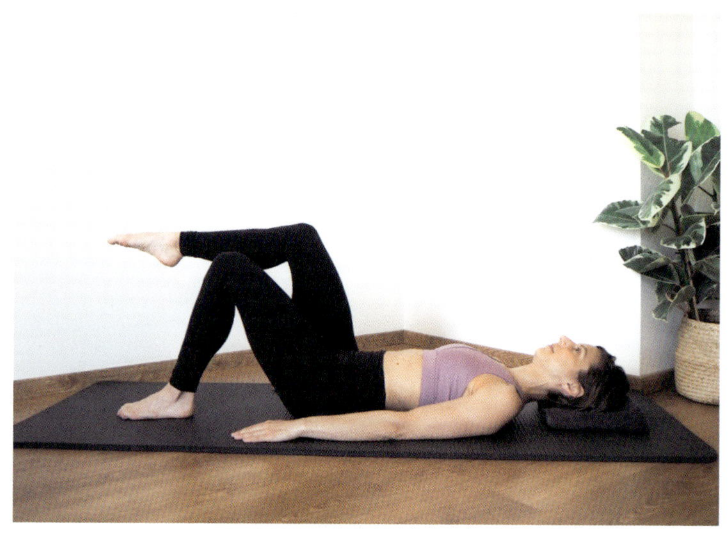

Stabilisieren Sie Ihre Haltung und machen Sie dasselbe mit dem anderen Bein. Wechseln Sie sechs- bis zehnmal ab. Steigern Sie die Geschwindigkeit, sobald Sie sich in dieser Bewegung wohlfühlen.

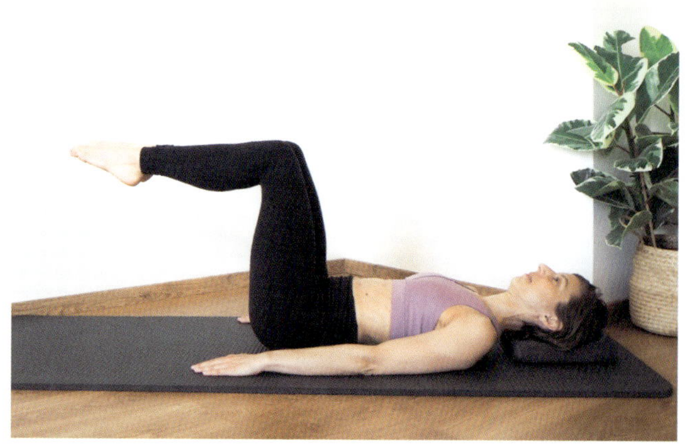

UND/ODER POSITION 4: NEUTRALES BECKEN

Es handelt sich um dieselbe Bewegung wie in Position 3, aber im umgekehrten Sinn: Man fängt oben an. Sie liegen auf dem Rücken, das Becken ist neutral, die Beine sind in Inversionsstellung. Atmen Sie aus und führen Sie die rechten Zehenspitzen zum Boden, kehren Sie in die Ausgangsstellung zurück und wechseln Sie das Bein. Halten Sie das Becken und den unteren Rücken stabil. Stellen Sie sich vor, dass Sie mit dem Fuß die Temperatur im Schwimmbecken überprüfen wollen: Die Bewegung ist leicht und kontrolliert, der Fuß setzt nicht auf dem Boden auf.

Machen Sie abwechselnd sechs bis zehn Wiederholungen.

Alternativ mit Pilates-Zubehör: Hände mit Pilates-Ring zur Decke strecken.

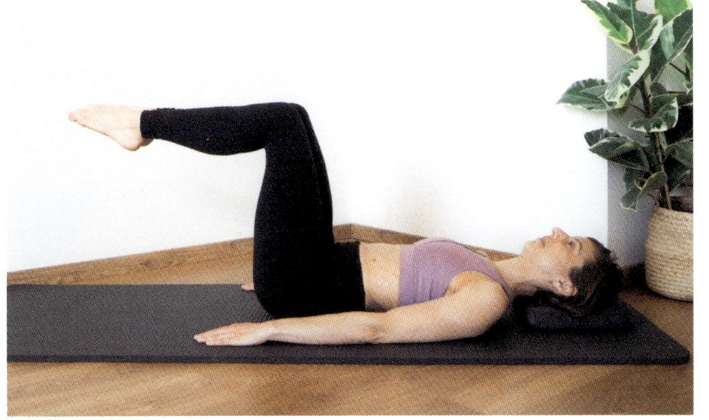

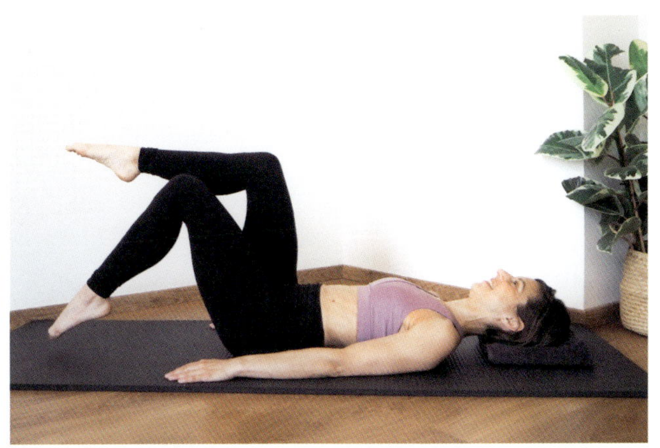

CHALLENGE

Wenn Sie sich dabei wohlfühlen, versuchen Sie beide Beine gleichzeitig zu senken.

POSITION 5: CHEST LIFT

Legen Sie sich mit gebeugten Knien auf den Rücken, das Becken ist neutral. Verschränken Sie die Hände hinter dem Kopf und heben Sie beim Ausatmen Kopf und Schultern an. Halten Sie die neutrale Beckenstellung. Gehen Sie soweit hoch wie möglich, ohne am Kopf zu ziehen und ohne die neutrale Beckenstellung aufzugeben. Wiederholen Sie drei- bis fünfmal.

POSITION 6: CHEST LIFT UND NEUTRALES BECKEN

Dieselbe Übung mit den Beinen in Inversionsstellung. Wiederholen Sie drei- bis fünfmal.

Alternativ mit Pilates-Zubehör:

Mit Softball zwischen den Schenkeln oder Pilates-Ring. Beide Beine befinden sich im Ring, der auf Höhe der Oberschenkel platziert ist.

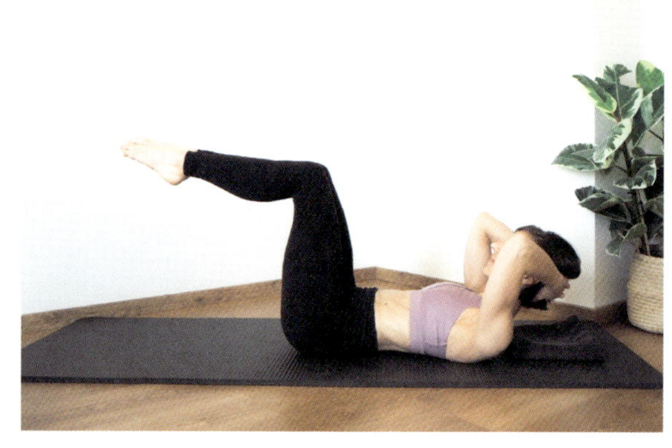

POSITION 7: NEUTRALES BECKEN (UND WAHLWEISE CHEST LIFT FÜR DAS ZWEITE FOTO)

Behalten Sie Haltung 5 bei (der Kopf ist angehoben, die Beine sind in Table-Top-Position) und strecken Sie beim Ausatmen Ihre Beine mit ausgestreckten Zehen oder in Pilates-V-Stellung zur Decke. Kehren Sie mit dem Einatmen in Ihre Ausgangsposition zurück. Wenn Sie möchten, können Sie diese Übung auch mit dem Kopf auf dem Boden ausführen.

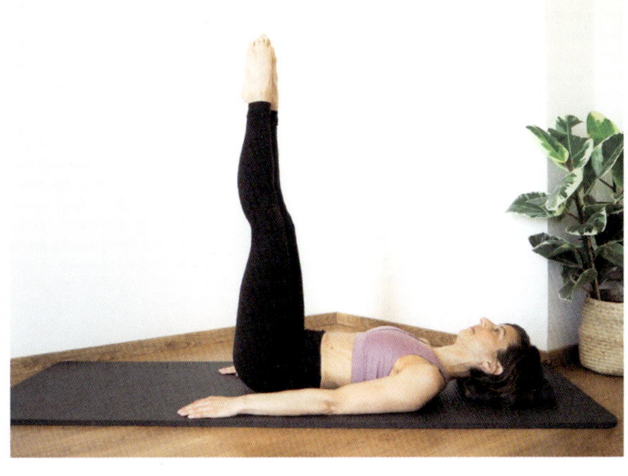

Wiederholen Sie die Übung drei- bis fünfmal.

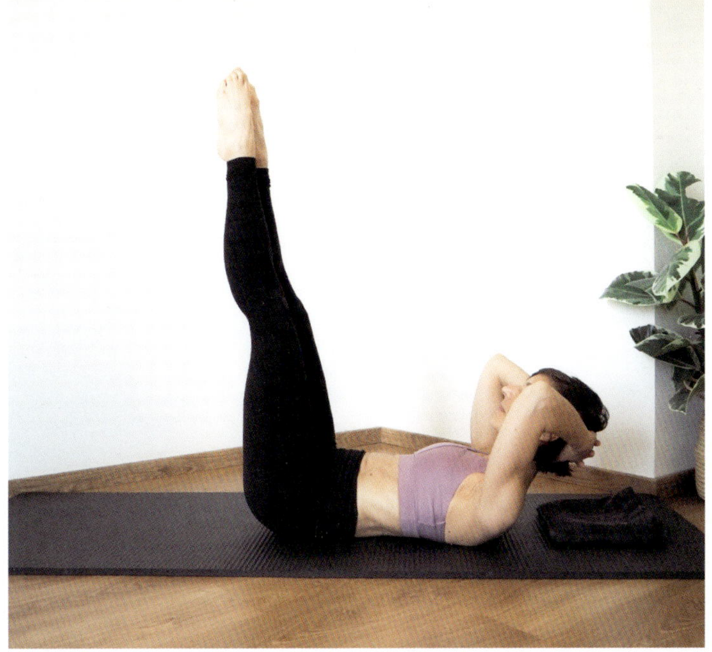

Alternativ mit Pilates-Zubehör: Softball zwischen den Beinen. Pilates-Ring auf Höhe der Fußknöchel.

POSITION 8: STABILITÄT DES BRUSTKORBS

Sie liegen auf dem Rücken, das Becken ist neutral, die Beine sind angewinkelt, die Füße flach auf dem Boden. Strecken Sie die Arme zur Decke, die Handflächen sind einander zugewandt. Die Schulterblätter sind fest auf der Matte verankert. Nehmen Sie beim Ausatmen die Arme nach hinten ohne den Rücken zu wölben und die Rippen anzuheben. Atmen Sie danach ein und führen Sie die Arme wieder Richtung Decke. Wiederholen Sie im Wechsel vier- bis sechsmal.

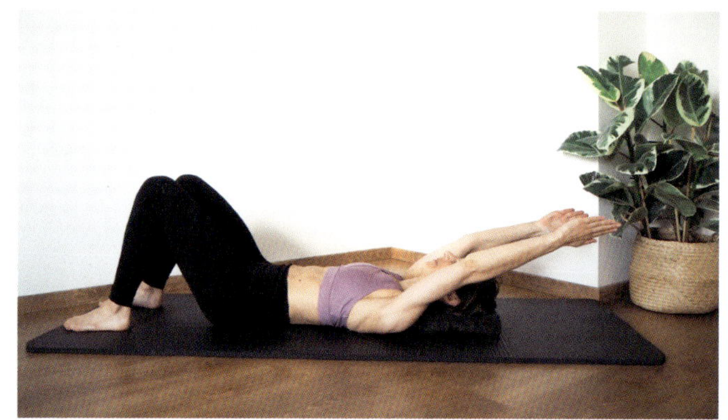

UND/ODER POSITION 9: STABILILTÄT DES BRUSTKORBS UND NEUTRALES BECKEN (OPTION CHEST LIFT)

Gleiche Übung mit den Beinen in Table-Top-Position.
Wiederholen Sie die Übung vier- bis sechsmal.

Alternativ mit Pilates-Zubehör:
Pilates-Ring oder Softball zwischen den Schenkeln. Beide Beine befinden sich im Ring, der auf Höhe der Oberschenkel platziert ist.

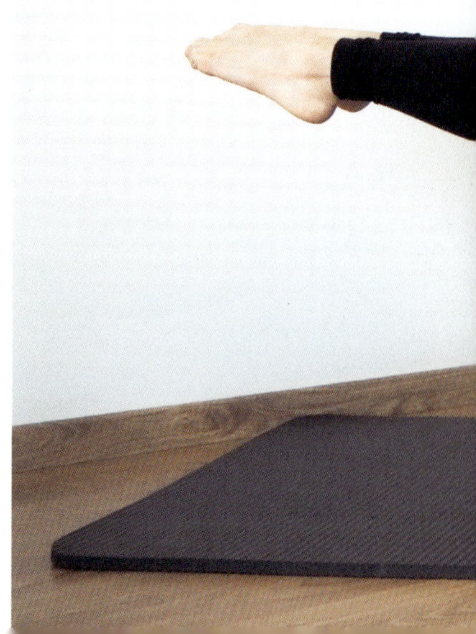

POSITION 10: STABILITÄT DES BRUSTKORBS UND NEUTRALES BECKEN

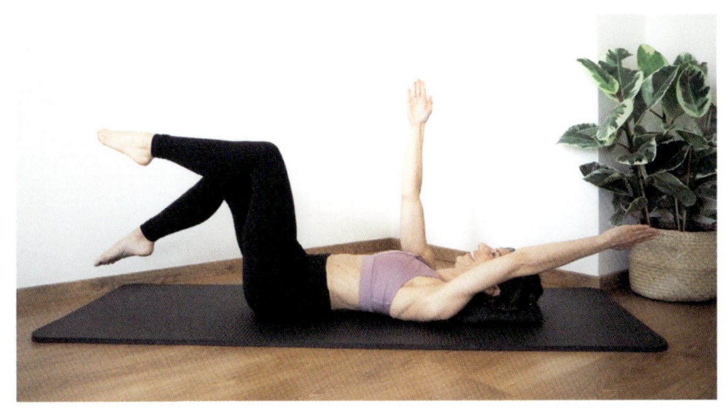

Sie liegen auf dem Rücken, das Becken ist neutral, die Beine sind in Table-Top-Position. Atmen Sie aus und führen Sie einen Arm und das gegenüberliegende Bein um 45 Grad zum Boden. Das Bein bleibt dabei angewinkelt. Kehren Sie dann in die Ausgangsposition zurück und machen Sie die Übung mit dem anderen Arm und Bein.

Wiederholen Sie im Wechsel vier- bis sechsmal.

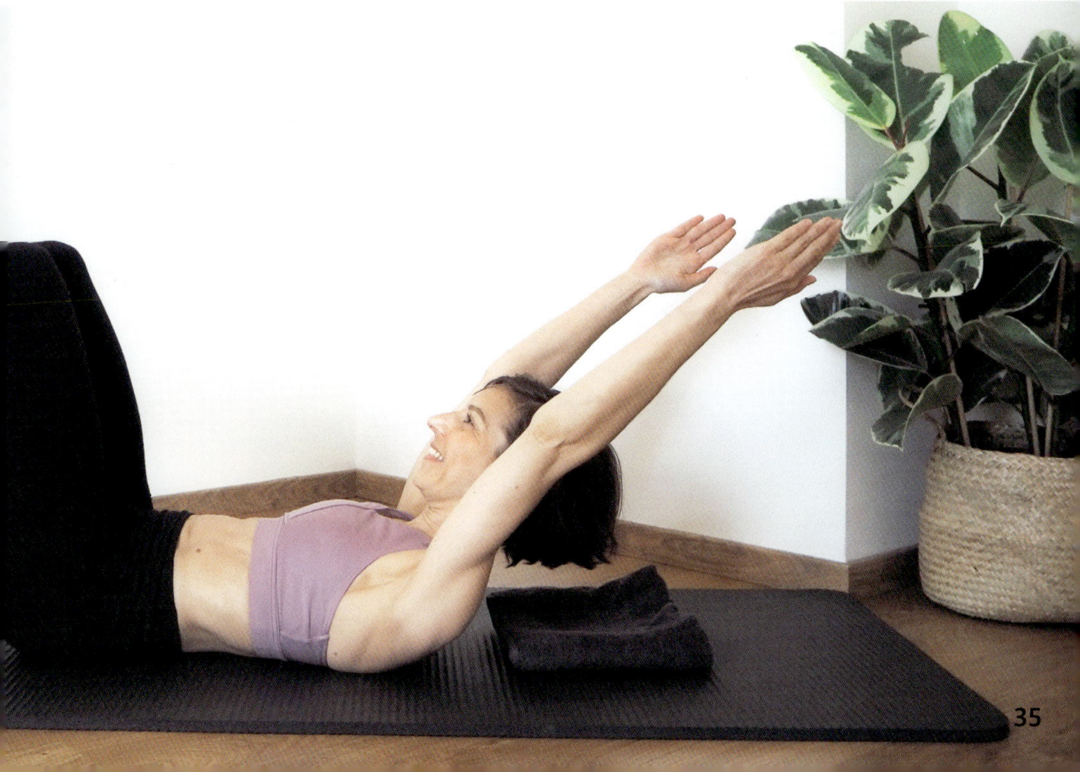

DIE ÜBUNGEN

Auf den folgenden Seiten finden Sie eine Auswahl an Übungen aus dem Pilates-Repertoire. Jede Übung ist detailliert erklärt, damit Ihnen das Nachmachen leicht fällt. Zusätzlich finden Sie Haltungsbeispiele und solche, die Ihnen zeigen, wie Sie es nicht machen sollten. Dazu kommen Alternativen, wenn Sie eine Übung abwandeln möchten.

Vergessen Sie nicht, dass man sein Training oft danach ausrichten muss, wie man sich fühlt. Was hier zählt, ist der Fortschritt, und Sie machen immer einen! Das ist genau das, was wir wollen: Seien sie also nachsichtig mit sich selbst.

Hundred

WIEDERHOLUNGEN:
hundert Schläge bzw. zehn Atemzüge

Die erste Übung des Repertoires bereitet den Körper auf die Anstrengung vor. Die Schläge mit den Armen sollen die Körpermitte herausfordern und aktivieren.

AUSGANGSSTELLUNG

Rückenlage, das Becken ist neutral, die Beine sind in Table-Top-Position. Die Arme sind längs des Körpers.

Halten Sie die Arme gut nach vorn gestreckt
Ziehen Sie den Bauch ein
Stabilisieren Sie den Körper während der Armschläge

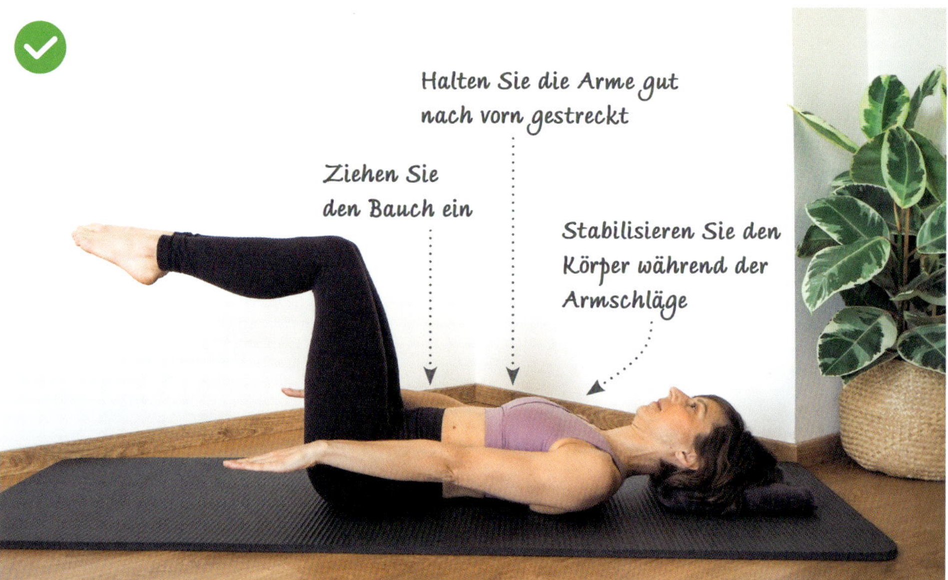

UND ... ACTION!

Heben Sie die Arme ein paar Zentimeter an und machen Sie kleine Auf- und Abbewegungen. Atmen Sie jeweils nach fünf Schlägen ein und nach fünf Schlägen aus.

Keine neutrale Beckenstellung mehr
Kopf angehoben, Zug auf dem Nacken

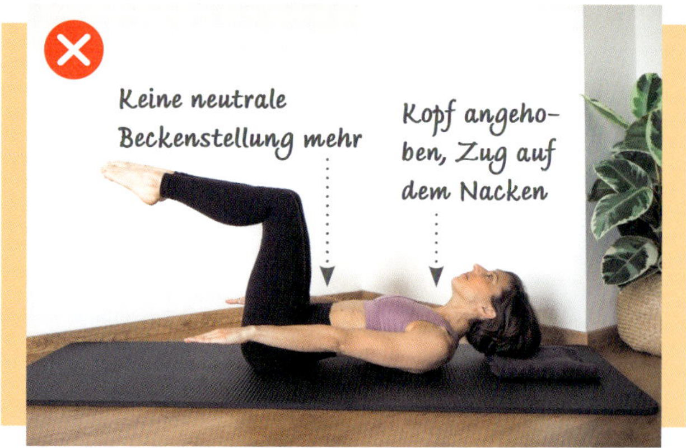

LEVELS

Level 2: Die gleiche Ausführung mit angehobenem Kopf.
Level 3: Gleiche Stellung wie für Fortgeschrittene Level 2, aber die Beine können in Pilates-V-Stellung um 45 oder 90 Grad zur Decke gestreckt werden.

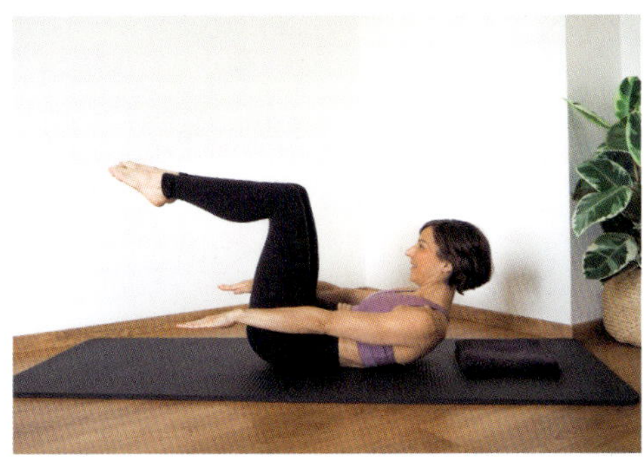

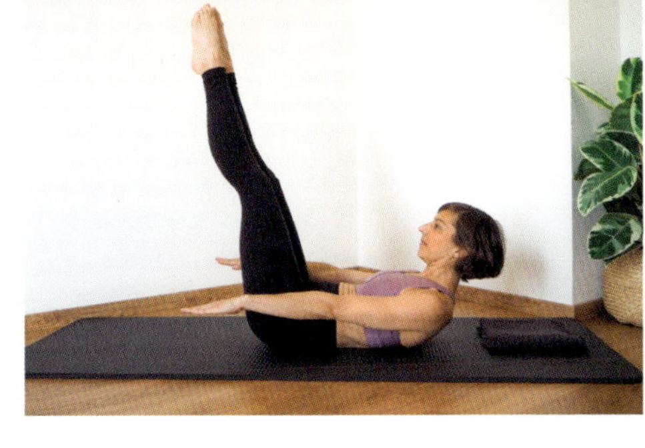

Kleines Extra

Stellen Sie sich vor, Sie drücken mit den Handflächen auf (Spiral-) Federn oder Bälle, die Sie unter Kontrolle halten müssen.

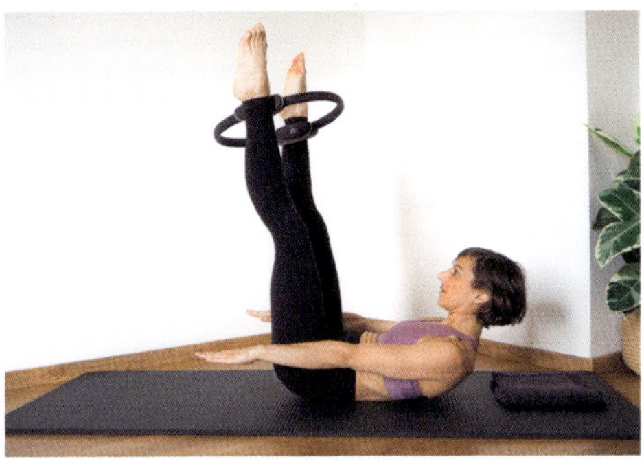

ALTERNATIV MIT ZUBEHÖR

Nehmen Sie beim 1. und 2. Level den Ball zwischen die Oberschenkel. Platzieren Sie bei Level 2 und 3 den Pilates-Ring zwischen den Fußknöcheln.

ÜBERGANG (ZUR NÄCHSTEN ÜBUNG)

Stützen Sie sich mit den Händen ab und richten Sie sich über die Seite oder mit einem Roll Up auf.

Roll Up

WIEDERHOLUNGEN:
fünf bis zehn

Bei Ab- und Aufrollen spricht man von Roll Down und Roll Up.

Für besseren Halt werden
die Füße oder Fersen fest
am Boden verankert

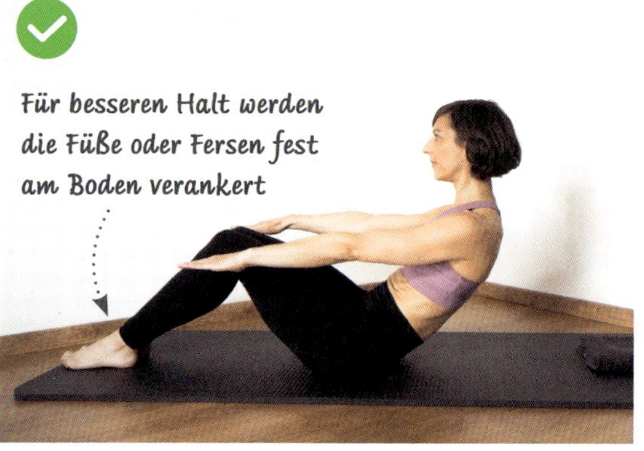

AUSGANGSSTELLUNG

Setzen Sie sich mit angewinkelten und geschlossenen Beinen an das Kopfende der Matte, die Füße fest auf dem Boden. Ihre Arme sind nach vorn gestreckt, die Handflächen zeigen zum Boden.

UND ... ACTION!

Atmen Sie ein, atmen Sie aus und senken Sie Ihr Becken so, dass Sie Ihren Rücken Wirbel für Wirbel auf der Matte abrollen, bis Ihr Kopf und die Arme auf dem Boden liegen. Legen Sie, wenn nötig, ruhig Ihre Hände an die Unterseite der Schenkel. Atmen Sie ein, strecken Sie die Arme zur Decke, atmen Sie aus, rollen Sie den Kopf und den Oberkörper ein. Die Hände liegen hinter den Oberschenkeln, um beim Aufrollen zu helfen. Denken Sie daran, den Bauch einzuziehen. Wenn das Aufrichten zu intensiv ist, können Sie mit angezogenen Beinen zur Seite kippen und sich dann mit beiden Händen auf dem Boden aufstützen.

Rollen Sie Wirbel für
Wirbel zum Boden ab

Der Rücken
hängt beim Ab-
senken durch

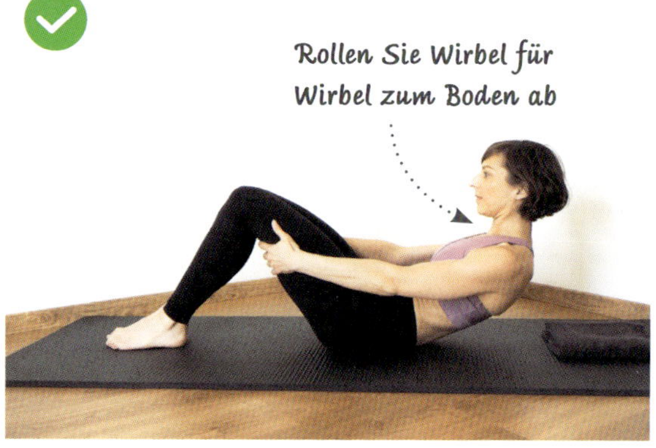

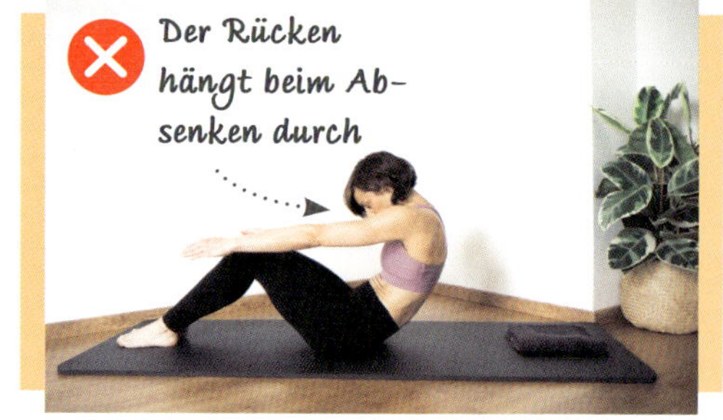

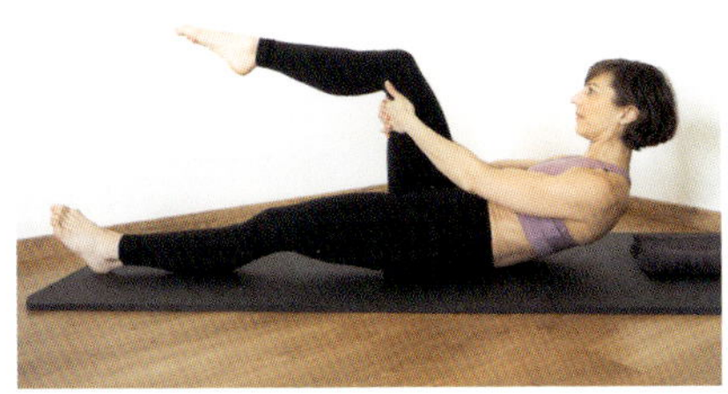

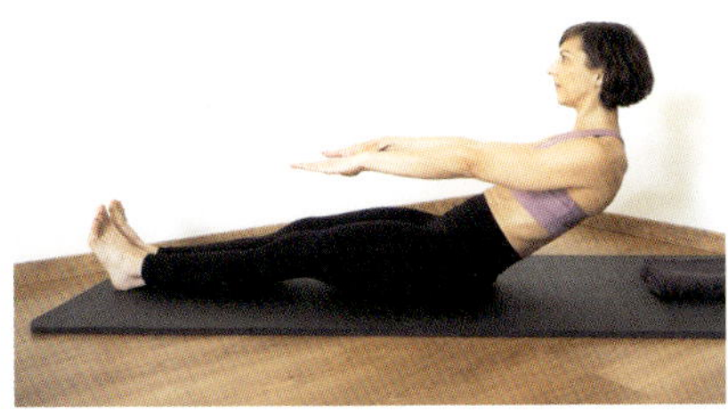

LEVELS

Level 2: Ihre Beine sind von Anfang an gestreckt und geschlossen, die Füße gestreckt oder angewinkelt. Beugen Sie zum Aufrichten Ihr rechtes Bein (das linke bleibt gestreckt und auf dem Boden verankert), umfassen Sie den Oberschenkel mit den Händen, drücken Sie zur Hilfestellung beim Ausatmen den Oberschenkel in die Hände und rollen Sie sich auf.
Level 3: Lassen Sie die Beine während der ganzen Bewegung gestreckt. Verankern Sie die Fersen fest auf dem Boden.

Kleines Extra

Legen Sie ein kleines Handtuch unter die Lendenwirbelsäule, um das Auf- und Abrollen zu erleichtern.

ALTERNATIV MIT ZUBEHÖR

Nehmen Sie den Ball zwischen die Oberschenkel oder die Fußknöchel (alle Levels).
Halten Sie den Pilates-Ring mit beiden Händen (Level 3).

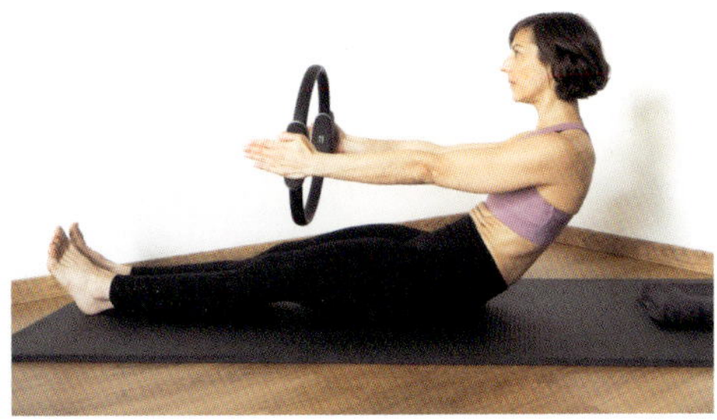

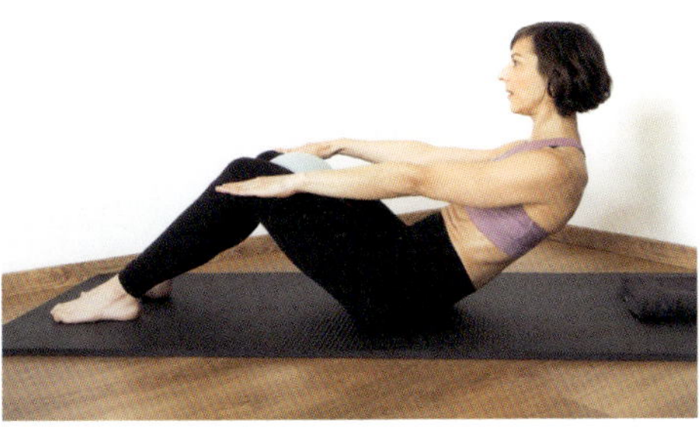

ÜBERGANG

Stützen Sie sich mit den Händen ab und richten Sie sich über die Seite oder mit einem Roll Up auf.

Roll Over

WIEDERHOLUNGEN:
drei in jeder Richtung

Vorsicht, diese Übung erfordert ein hohes Übungsniveau!

AUSGANGS-STELLUNG

Legen Sie sich auf den Rücken, die Beine in Table-Top-Stellung, die Arme liegen längs des Körpers fest auf der Matte.

Das Auf- und Abrollen der Wirbelsäule geht ohne Hilfe der Beine von der Körpermitte aus
Die Arme sind fest auf der Matte verankert

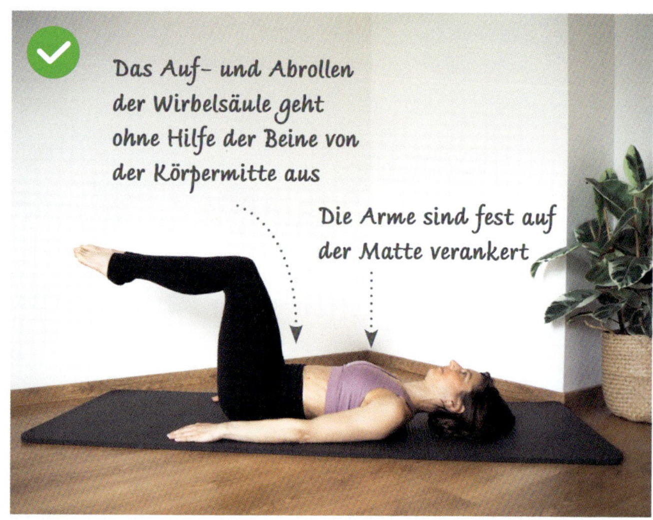

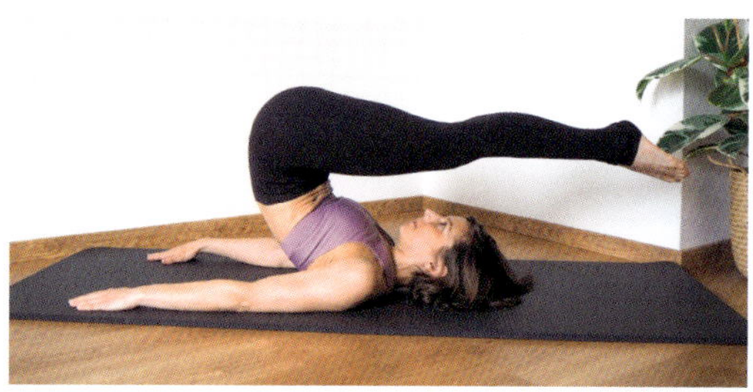

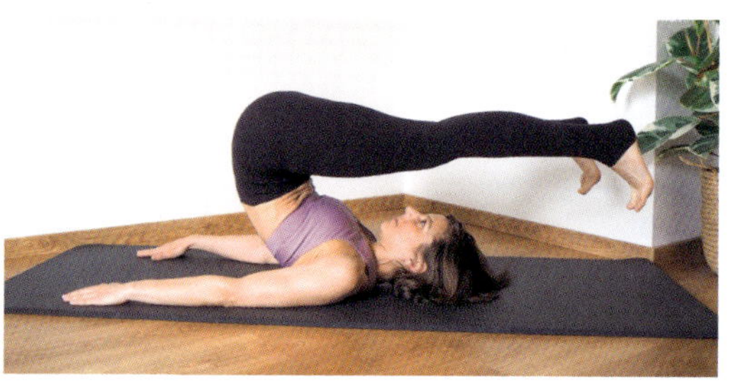

UND ... ACTION!

Atmen Sie ein und bringen Sie beim Ausatmen die gestreckten und geschlossenen Beine parallel zum Boden nach hinten. Öffnen Sie die Beine schulterbreit, bei angewinkelten Füßen. Kehren Sie dann kontrolliert in die Ausgangsposition zurück, indem Sie die Beine wieder schließen. Machen Sie diese Bewegung dreimal, schließen Sie dann die Beine und kehren Sie in die Ausgangsposition zurück.

LEVELS

Level 2: Gleiche Ausführung, aber die Beine sind von Anfang an zur Decke gestreckt.
Level 3: Ausgangsstellung auf dem Boden liegend, Beine gestreckt auf dem Boden und Arme neben dem Körper.

Schwung nehmen, um die Beine nach hinten zu bringen
Halswirbel sind eingedrückt, die Körpermitte sackt ein

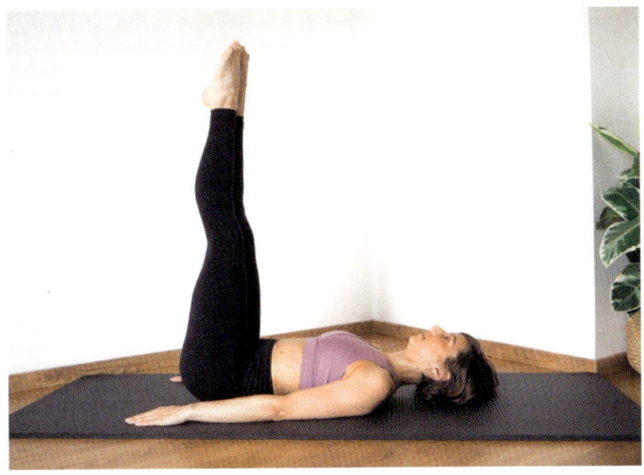

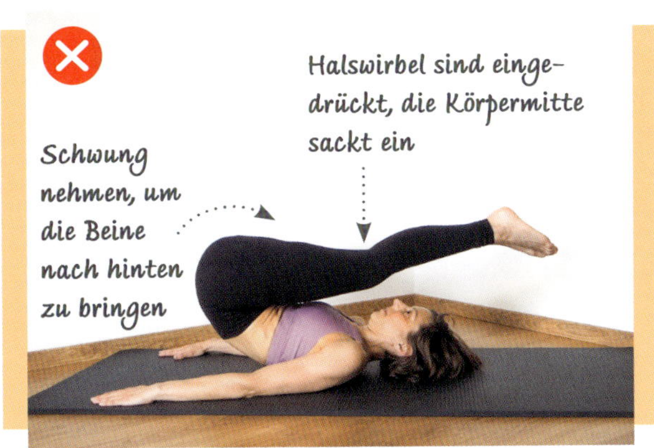

Kleines Extra

Die Bewegung geht von der Körpermitte aus. Machen Sie anfangs ruhig kleinere Bewegungen.

ALTERNATIV MIT ZUBEHÖR

Level 2 und 3: Nehmen Sie den Softball zwischen die Fußknöchel (in diesem Fall werden die Beine nicht geöffnet).

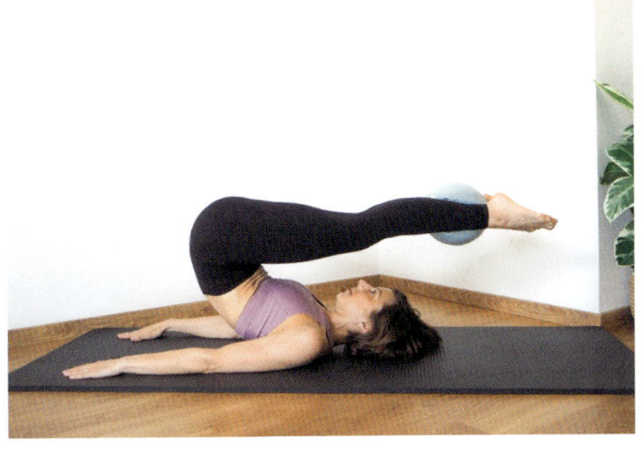

ÜBERGANG

Bleiben Sie liegen.

One Leg Circle

WIEDERHOLUNGEN:
jeweils drei bis fünf Kreise in jeder Richtung; anschließend Beinwechsel

AUSGANGSSTELLUNG

Sie liegen auf dem Rücken, Ihr rechtes Bein ist gestreckt oder halb gebeugt und zeigt zur Decke. Das Knie bleibt auf einer Linie mit der Hüfte. Das linke Bein ist angezogen, die Ferse liegt flach auf dem Boden. Die Arme liegen längs des Körpers fest auf der Matte.

Die Bewegung geht von der Hüfte aus
Ziehen Sie den Bauch ein und halten Sie das Becken stabil

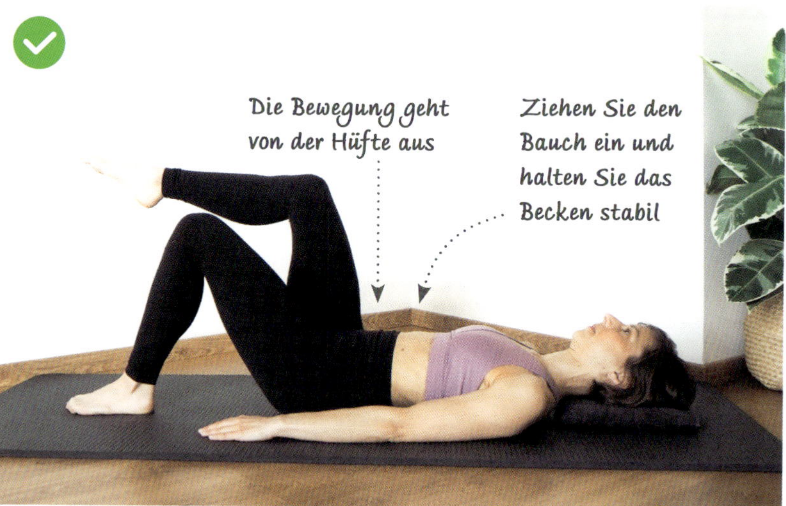

UND ... ACTION!

Zeichnen Sie mit dem Bein einen Kreis um Ihre Hüfte. Atmen Sie zu Beginn des Kreises ein und atmen Sie am Ende der Bewegung aus.

Zu große Kreise
Becken ist instabil und nicht mehr in neutraler Stellung

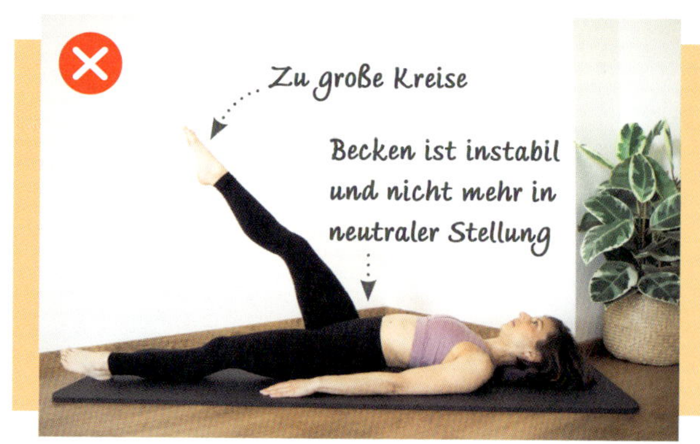

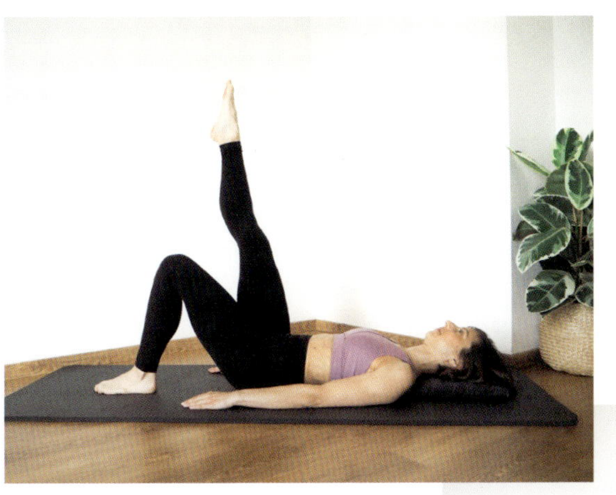

LEVELS

Level 2: Das rechte Bein zeigt mit gestrecktem Fuß und in Pilates-V-Stellung Richtung Decke, sodass die Ferse leicht nach innen gedreht ist.
Level 3: Auch das Bein am Boden ist gestreckt, der Fuß geflext.

ALTERNATIV MIT ZUBEHÖR

Level 2 und 3: Pilates-Ring in den Händen, die Arme zur Decke gestreckt.

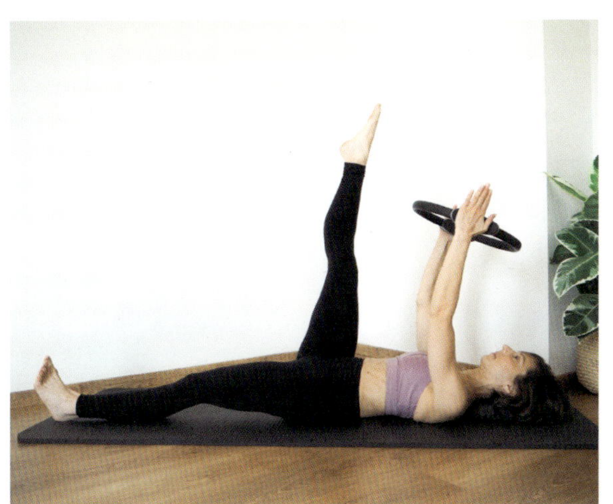

Kleines Extra

Ihre Matte ist Ihr Arbeitsbereich. Verlassen Sie ihn nicht, wenn Sie den Kreis machen.

ÜBERGANG

Kippen Sie zur Seite und stützen Sie sich dabei mit den Händen ab. Richten Sie sich über die Seite oder mit einem Roll Up auf.

Rolling like a ball

WIEDERHOLUNGEN:
fünf bis zehn

AUSGANGSSTELLUNG

Sie sitzen mit angezogenen Beinen auf der Matte. Legen Sie Ihre Hände unter die Oberschenkel, drücken Sie die Fersen zusammen und öffnen Sie leicht die Knie. Ziehen Sie den Bauch ein, während Sie hinter Ihre Sitzbeinhöcker kippen und die Füße vom Boden heben. Blicken Sie nach vorn um Ihre Haltung zu stabilisieren.

UND ... ACTION!

Atmen Sie ein und aus, um den Bauch einzuziehen und eine C-Kurve zu beschreiben. Blicken Sie dabei nach unten. Lassen Sie sich mit gerundetem Rücken bis zu den Schulterblättern nach hinten abrollen, atmen Sie dann aus, um in die Ausgangsstellung zurückzukehren.

Behalten Sie während der ganzen Bewegung dieselbe Haltung bei
Ziehen Sie den Bauch ein

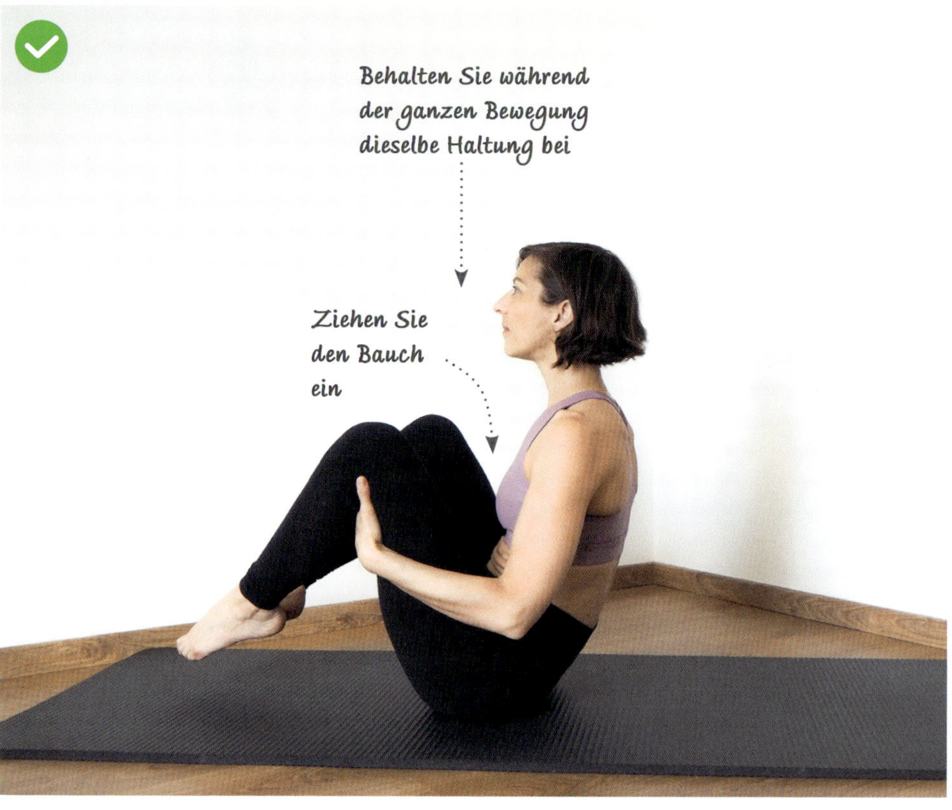

LEVELS

Level 2: Legen Sie die Hände auf die Schienbeine und pressen Sie die Knie aneinander, drücken Sie die Fersen Richtung Gesäß.

Level 3: Kreuzen Sie die Arme über den Schienbeinen (denken Sie daran, jedes Mal zu wechseln) und bringen Sie die Fersen an das Gesäß.

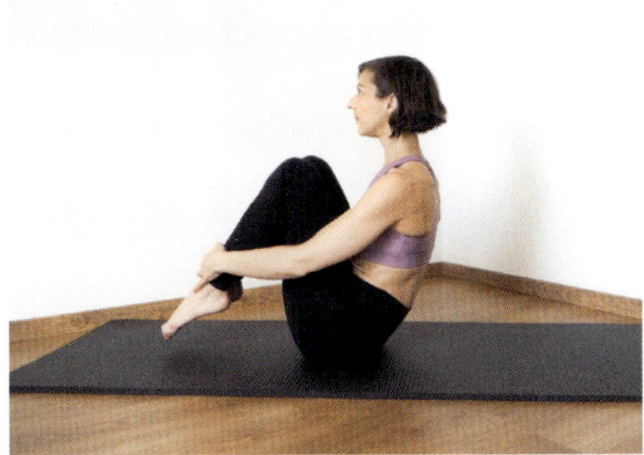

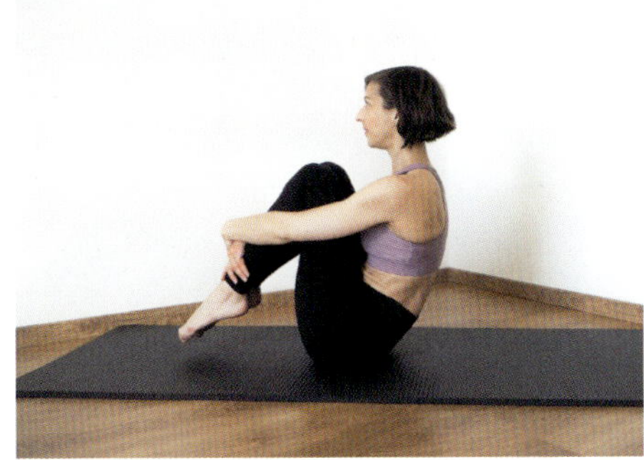

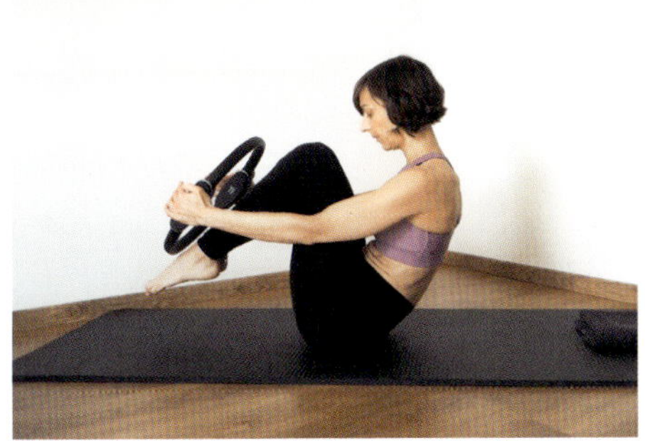

Kleines Extra

Stabilisieren Sie zunächst vor dem Abrollen Ihre Haltung so, dass Sie sich der Aktivierung Ihrer Körpermitte bewusst werden.

ALTERNATIV MIT ZUBEHÖR

Level 2 und 3: Pilates-Ring mit den Händen vor den Knien.

ÜBERGANG

Roll Down in die Rückenlage.

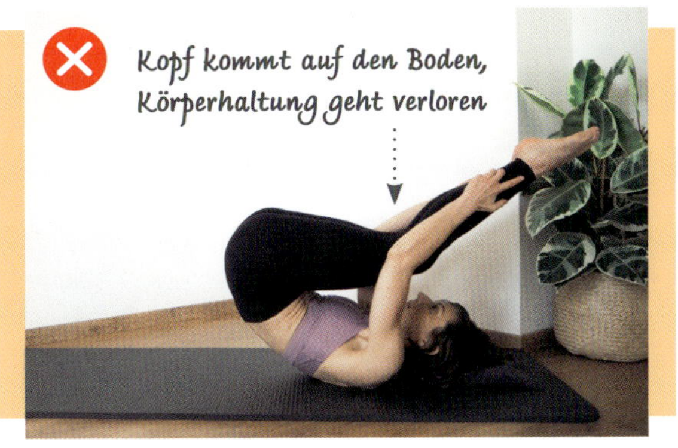

Single Leg Stretch

WIEDERHOLUNGEN:
sechs bis zehn im Wechsel

Lassen Sie den Bauch
eingezogen und das
Becken stabil

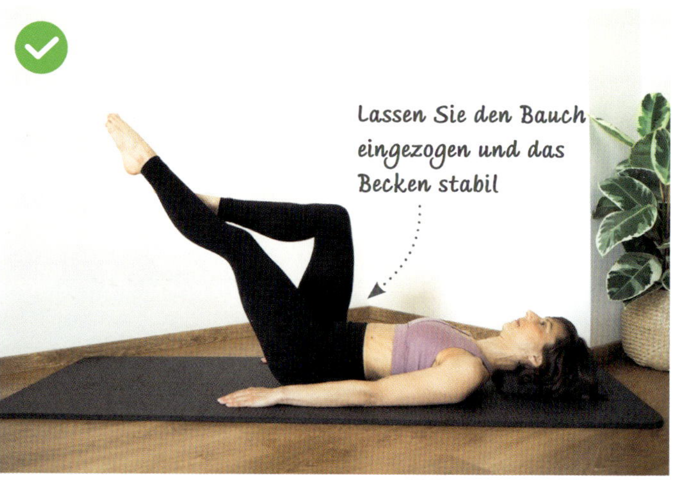

AUSGANGSSTELLUNG

Sie liegen auf dem Rücken, die Beine in Table-Top-Position, die Arme längs am Körper, neutrale Beckenstellung.

UND ... ACTION!

Atmen Sie ein und aus. Strecken Sie ein Bein aus und halten Sie es nicht zu tief. Atmen Sie dann ein und beugen Sie das Knie wieder. Atmen Sie aus und strecken Sie dabei das andere Bein aus.

Bein zu tief
gesenkt
keine neutrale
Beckenstellung

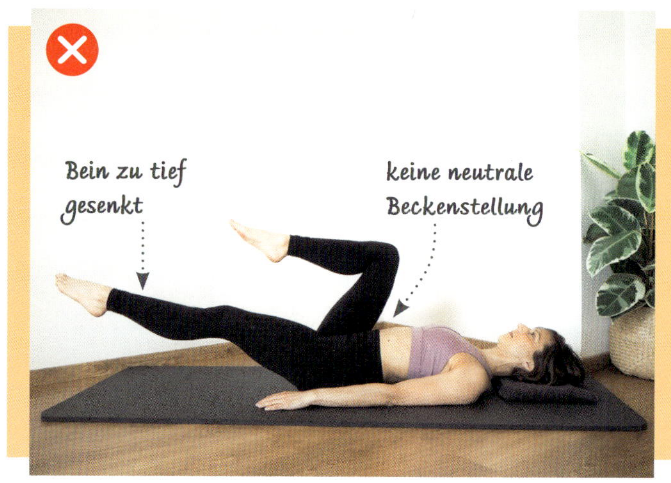

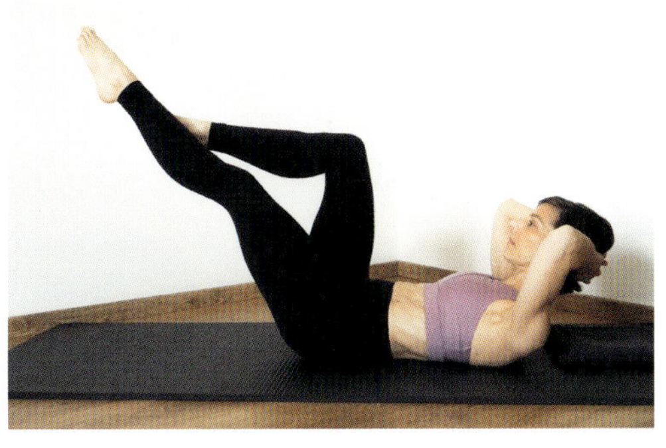

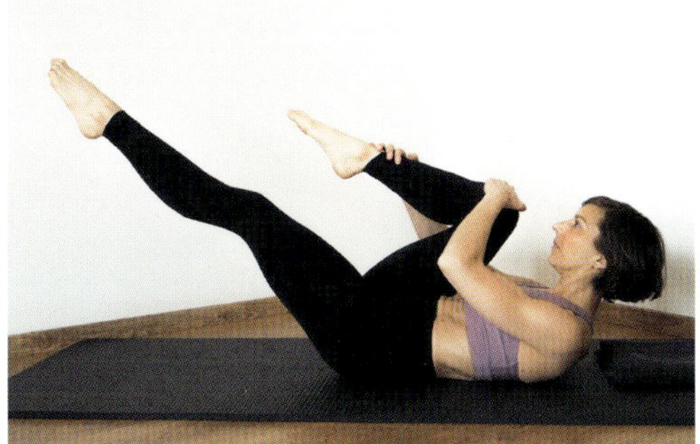

LEVELS

Level 2: Gleiche Ausführung, aber mit angehobenem Kopf und Oberkörper, die Hände hinter dem Kopf.
Level 3: Rollen Sie Kopf und Oberkörper ein, strecken Sie das linke Bein nach vorn aus und legen Sie die linke Hand auf das rechte Knie und die rechte Hand auf den rechten Fußknöchel. Wechseln Sie danach.

Kleines Extra

Versuchen Sie, das gestreckte Bein maximal zu dehnen.

ALTERNATIV MIT ZUBEHÖR

Level 2 und 3: mit angehobenem Kopf und Pilates-Ring in beiden Händen über dem angewinkelten Knie.

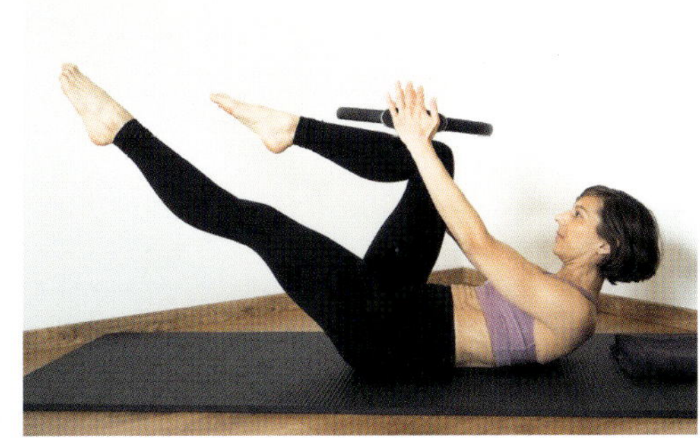

ÜBERGANG

Endet eine Übung auf dem Rücken und folgt darauf eine, die auf dem Rücken beginnt, braucht es keinen extra Übergang. Dasselbe gilt später für Übungen auf dem Bauch, im Sitzen usw.

Double Leg Stretch

WIEDERHOLUNGEN:
sechs bis zehn

AUSGANGSSTELLUNG

Sie liegen mit neutraler Beckenstellung auf dem Rücken, die Beine in Table-Top-Position.

UND ... ACTION!

Atmen Sie ein, atmen Sie aus und strecken Sie die Beine im Pilates-V von 45 Grad nach oben. Führen Sie Ihre gestreckten Arme bis zu den Ohren und kommen Sie dann bei neutraler Beckenstellung zurück in die Ausgangsposition.

Halten Sie das Becken stabil
Ziehen Sie den Bauch ein

Brustkorb durch zu weit gestreckte Arme nicht mehr stabil
Beckenstellung nicht neutral

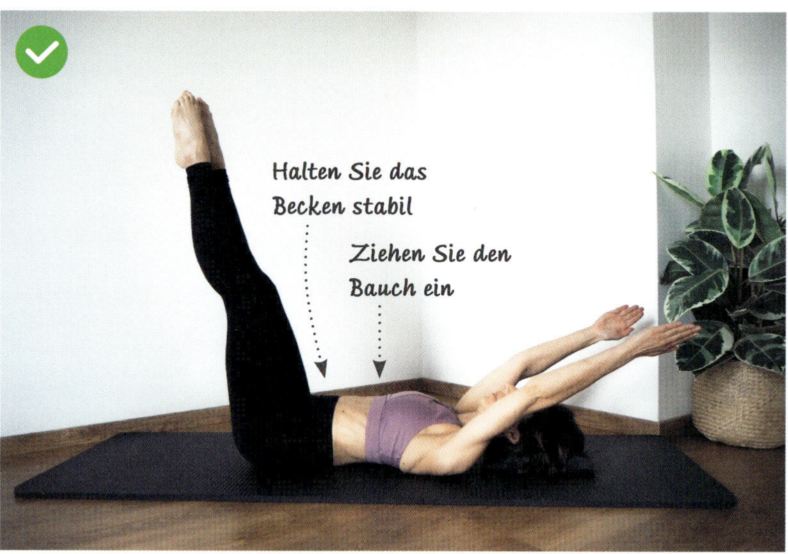

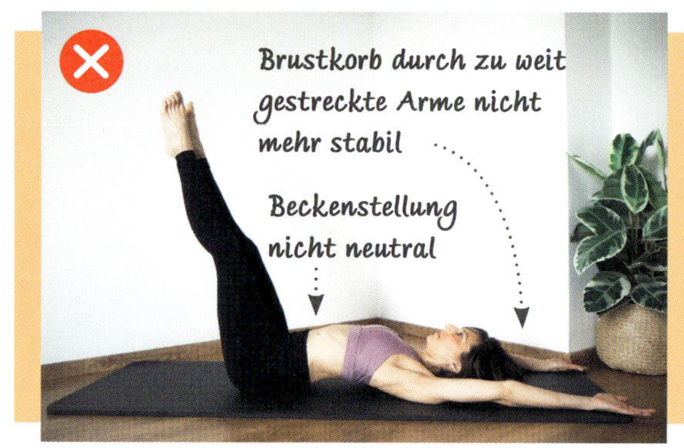

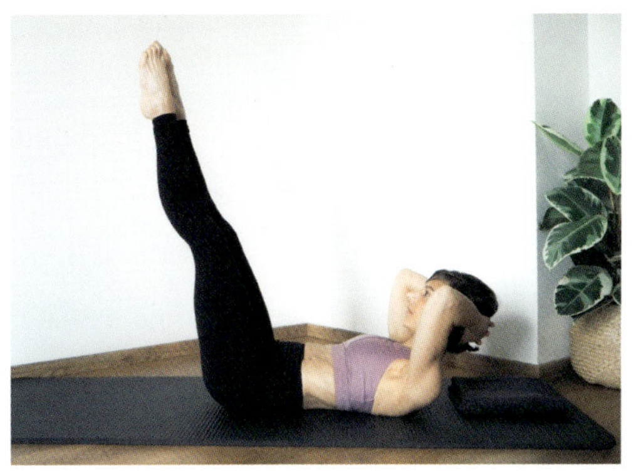

LEVELS

Level 2: Gleiche Bewegung, aber mit angehobenem Kopf und Oberkörper. Die Hände sind hinter dem Kopf verschränkt.
Level 3: Gleiche Ausgangsstellung wie in Level 2, aber mit nach oben gestreckten Armen. Strecken Sie die Arme beim Ausatmen bis zu den Ohren und die Beine im Pilates-V um 90 oder 45 Grad nach oben. Kehren Sie beim Einatmen in die Ausgangsstellung zurück.

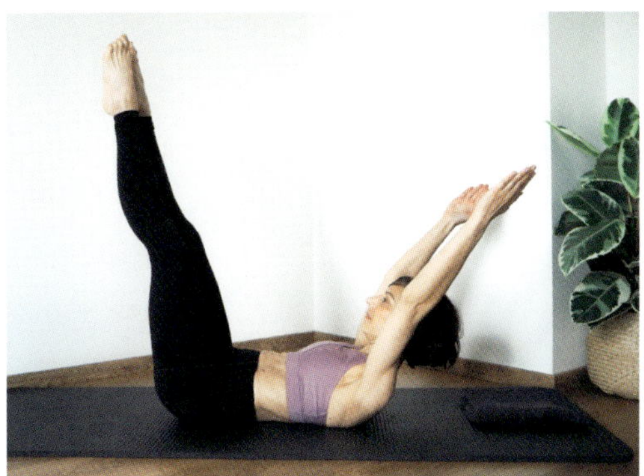

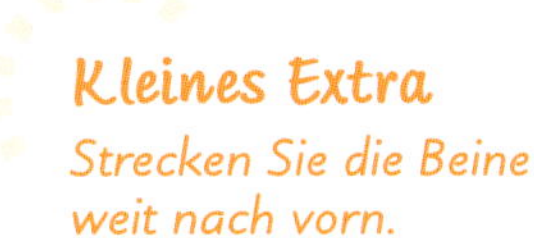

Kleines Extra
Strecken Sie die Beine weit nach vorn.

ALTERNATIV MIT ZUBEHÖR

Level 2 und 3: Pilates-Ring in den Händen, Kopf angehoben.

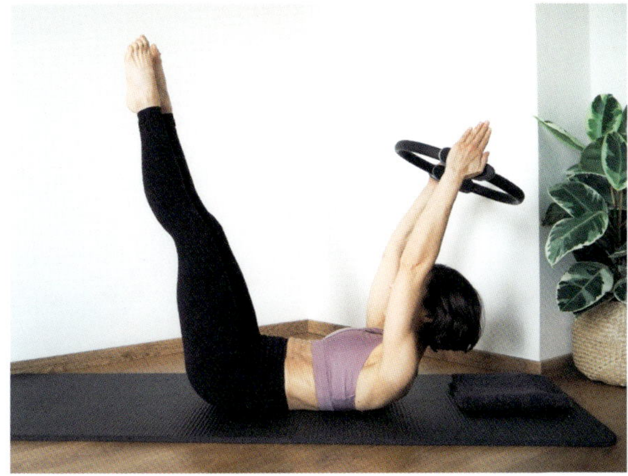

Scissors

WIEDERHOLUNGEN:
sechs bis acht im Wechsel

AUSGANGSSTELLUNG

Sie liegen auf dem Rücken, mit den Armen längs am Körper und mit halb oder ganz zur Decke gestreckten Beinen (je nachdem, wie gelenkig Sie sind).

UND ... ACTION!

Führen Sie bei neutraler Beckenstellung ein Bein zum Körper und das andere in Richtung Boden. Atmen Sie ein, wenn die Beine sich kreuzen, und atmen Sie aus, wenn sie sich auseinander bewegen.

Strecken Sie die Beine
Ziehen Sie den Bauch ein
Halten Sie das Becken stabil

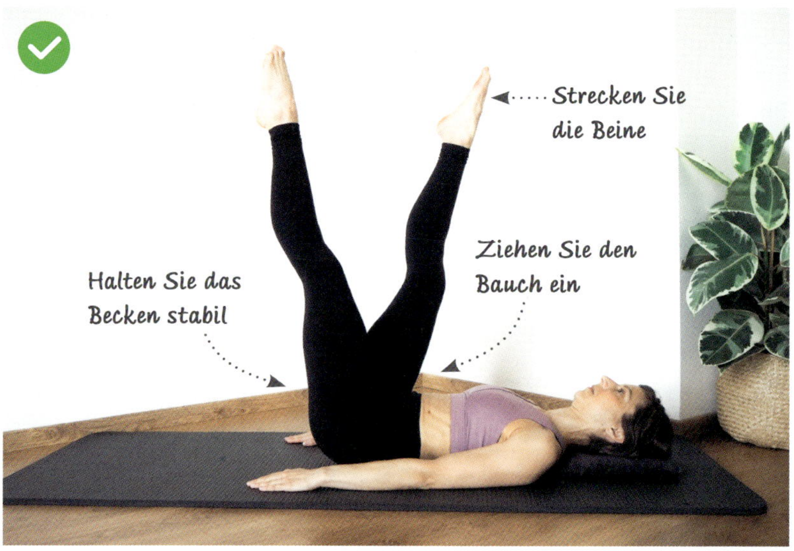

Kleines Extra

Dehnen Sie das Bein, das Ihnen zugewandt ist und halten Sie dabei die Körpermitte angespannt.

Bein zu tief gesenkt
Beckenstellung nicht neutral

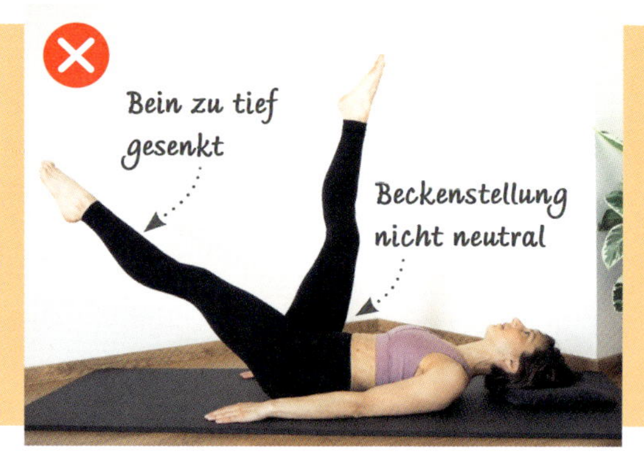

LEVELS

Level 2: Machen Sie die gleiche Bewegung mit angehobenem Kopf, die Hände sind hinter dem Kopf verschränkt. Machen Sie kleine Bewegungen.

Level 3: Heben Sie Kopf und Oberkörper an und fassen Sie je nach Gelenkigkeit den Oberschenkel oder das Sprunggelenk des Beines, das Sie an den Körper heranziehen, mit beiden Händen. Atmen Sie zweimal aus und wechseln Sie dann.

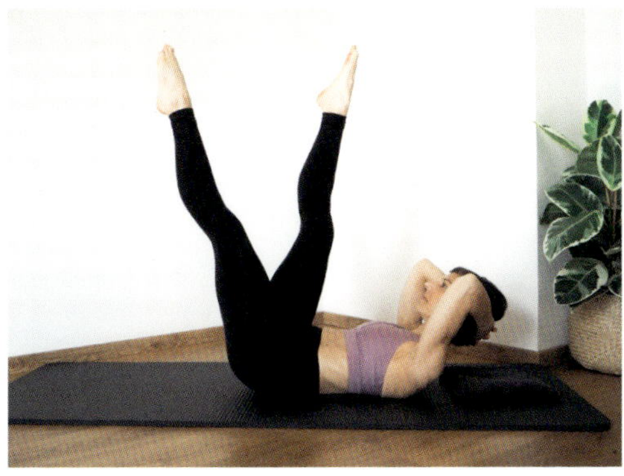

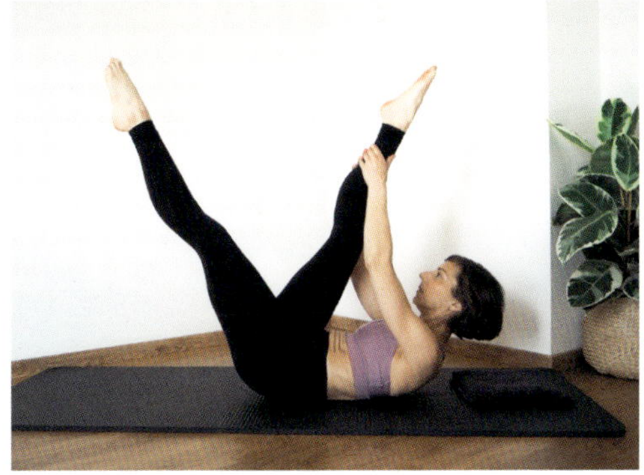

ALTERNATIV MIT ZUBEHÖR

Level 3: Pilates-Ring in den Händen, die Arme nach oben gestreckt.

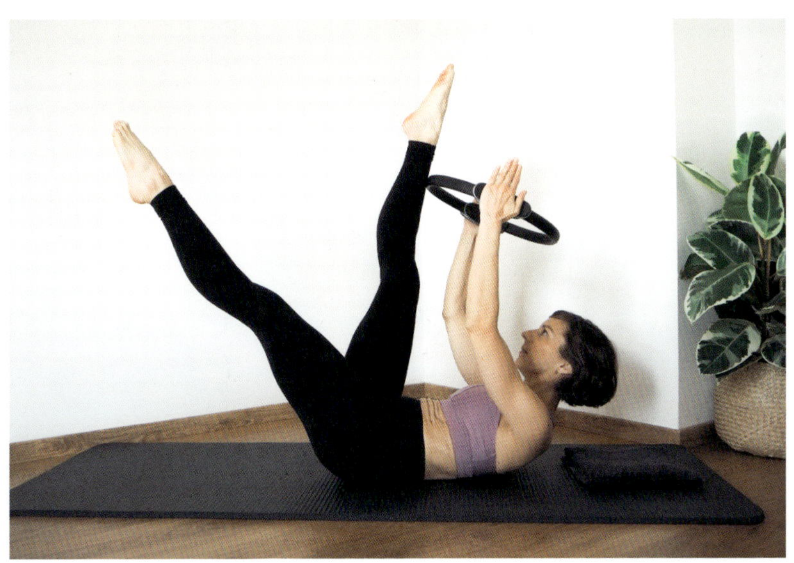

Lower and Lift

WIEDERHOLUNGEN:
drei bis fünf

Vorsicht, diese Übung ist nur für Geübte geeignet.

Hohlkreuz, wenn die Beine sich senken
Nacken verspannt

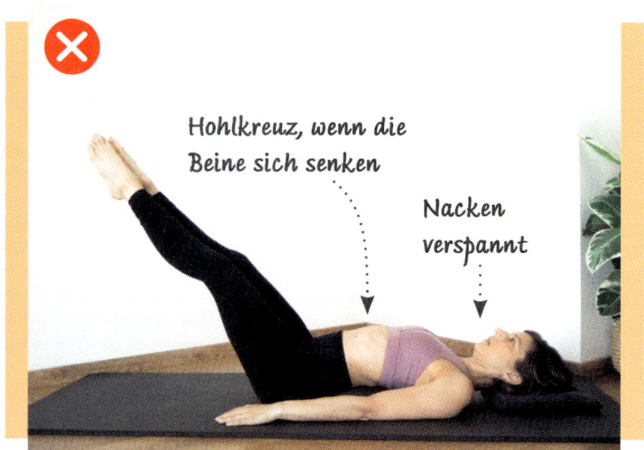

AUSGANGS-STELLUNG

Rückenlage mit neutraler Beckenposition, Beine im Pilates-V nach oben gestreckt, Arme längs des Körpers.

Kontrollierte Bewegung
Körpermitte angespannt

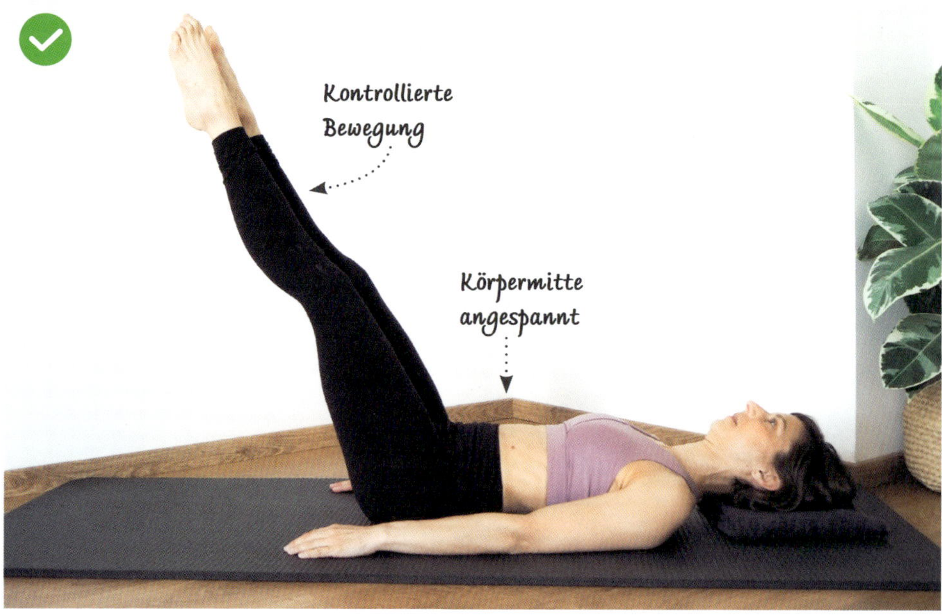

UND ... ACTION!

Einatmen und beim Ausatmen die Beine Richtung Boden senken. Achten Sie darauf, dass der Rücken neutral bleibt und Sie die Beine nicht zu tief senken.

LEVELS

Level 2 und 3: Gleiche Bewegung, aber mit angehobenem Kopf und Oberkörper. Die Hände sind hinter dem Kopf verschränkt.

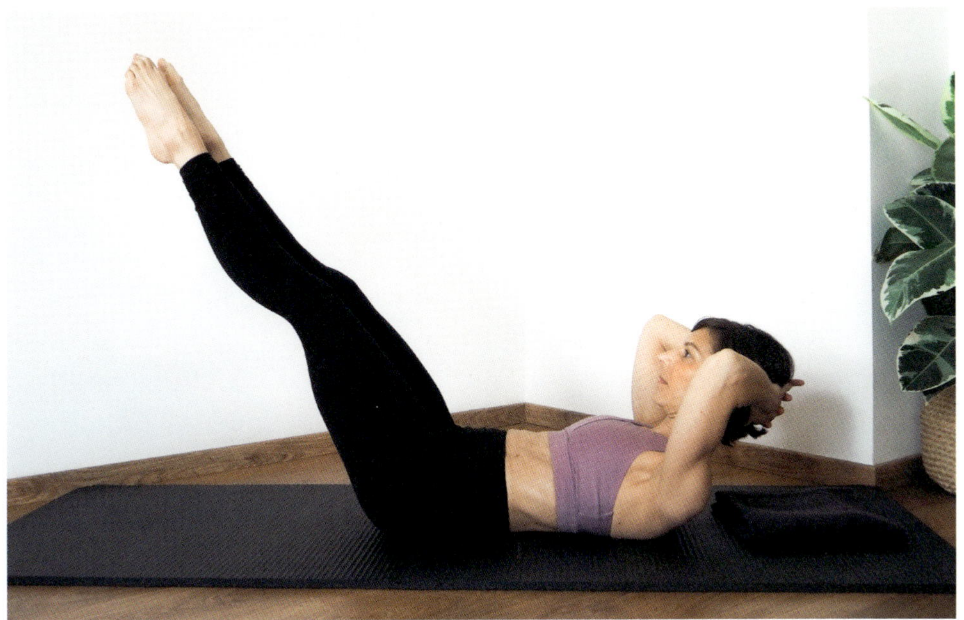

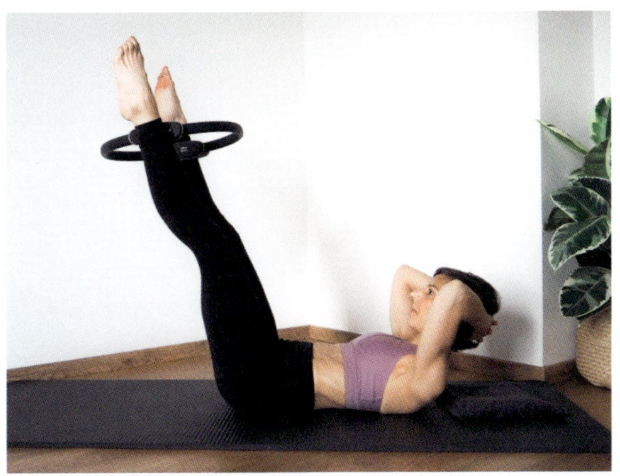

ALTERNATIV MIT ZUBEHÖR

Alle Levels: Pilates-Ring zwischen den Fußgelenken (optional mit angehobenem Kopf)

Kleines Extra

Konzentrieren Sie sich mehr auf die Körpermitte als auf die Beinarbeit.

Criss Cross

WIEDERHOLUNGEN:
sechs bis zehn

Der Bauch bleibt
eingezogen

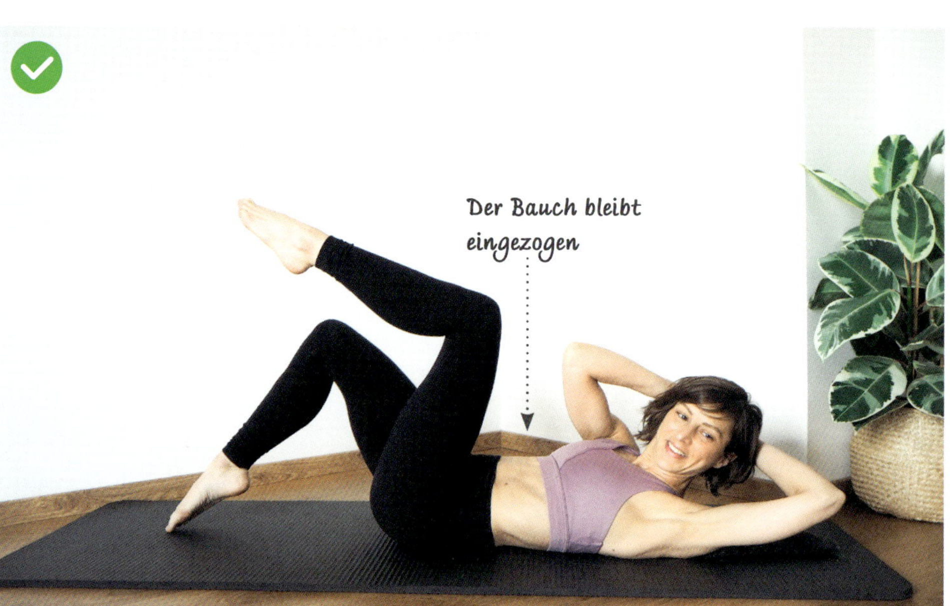

AUSGANGSSTELLUNG

Rückenlage bei neutraler Beckenposition, Beine in Table Top-Position. Hände hinter dem Kopf, Kopf angehoben.

Das Becken
bewegen
Mit den
Händen am
Kopf ziehen

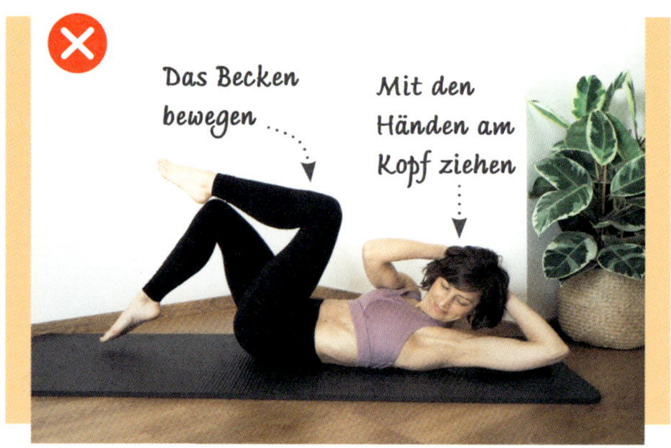

UND ... ACTION!

Atmen Sie ein und drehen Sie beim Ausatmen den Oberkörper nach links. Senken Sie gleichzeitig das rechte Bein angewinkelt zum Boden. Kommen Sie mit dem Einatmen in die Mitte zurück und machen Sie dasselbe auf der anderen Seite.

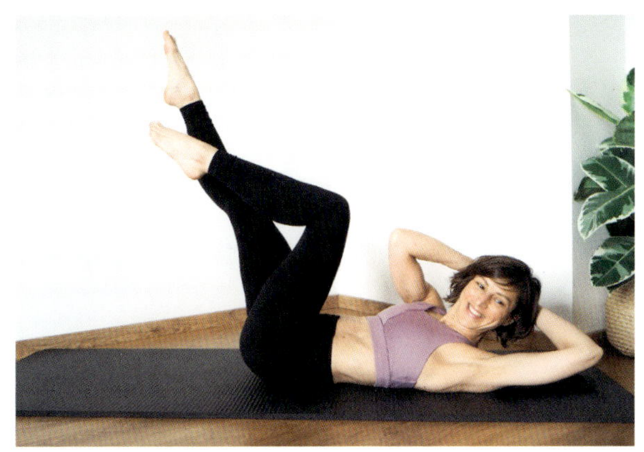

LEVELS

Level 2: Gleiche Bewegung, aber das der Drehrichtung gegenüberliegende Bein wird zur Decke gestreckt.
Level 3: Gleiche Ausführung, aber das gestreckte Bein hebt sich um 45 Grad.

Kleines Extra

Der Blick ist auf den Ellenbogen gerichtet, der bei der Drehung des Oberkörpers hinten liegt.

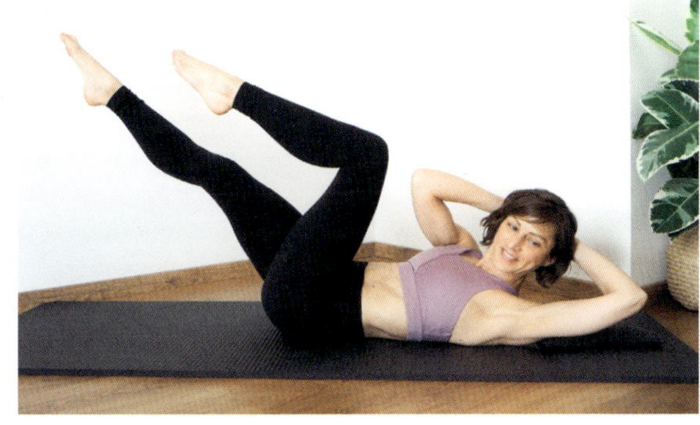

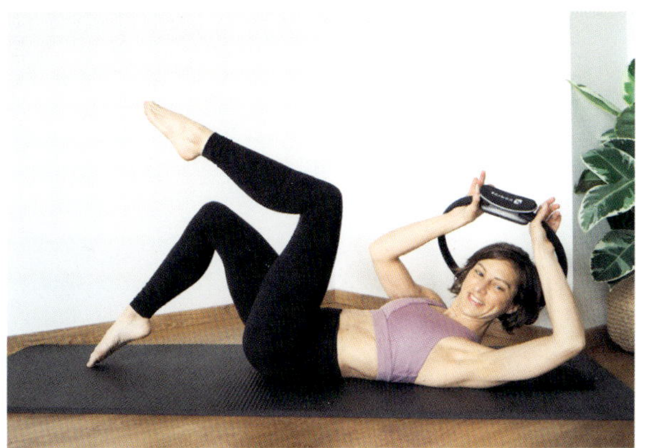

ALTERNATIV MIT ZUBEHÖR

Alle Levels: Pilates-Ring hinter dem angehobenen Kopf.

ÜBERGANG

Kommen Sie entweder über die Seite und mit Unterstützung der Hände oder im Roll Up an das Kopfende der Matte zurück.

Spine Stretch

WIEDERHOLUNGEN:
drei bis fünf

AUSGANGSSTELLUNG

Aufrecht auf beiden Sitzbeinhöckern sitzend. Die Beine halb gebeugt und beckenbreit auseinander, Fersen auf dem Boden und Zehenspitzen nach oben. Die Arme sind parallel zum Boden nach vorn gestreckt.

Nur den Kopf und den Oberkörper einrollen
Sich aufrichten, um die Wirbelsäule zu dehnen

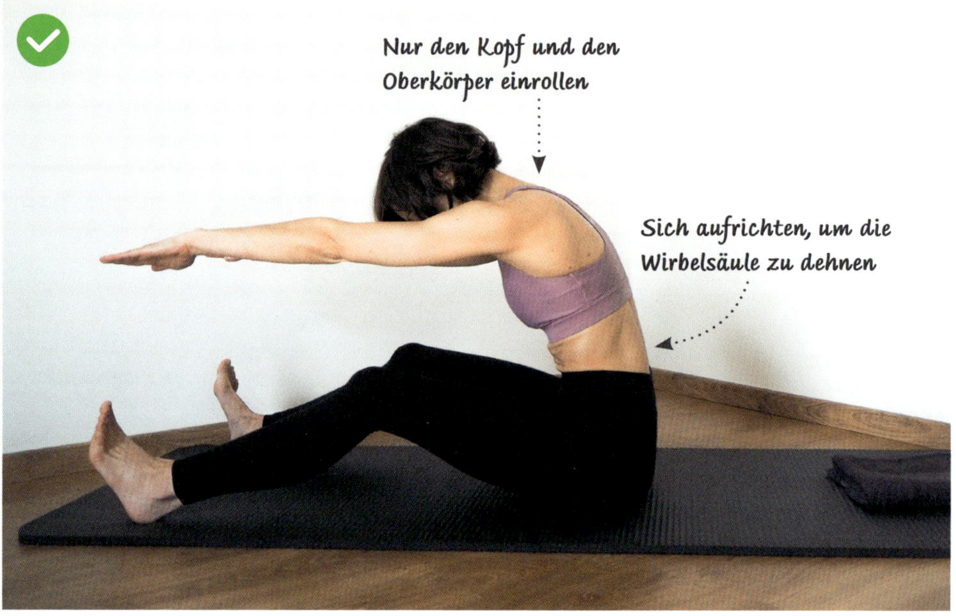

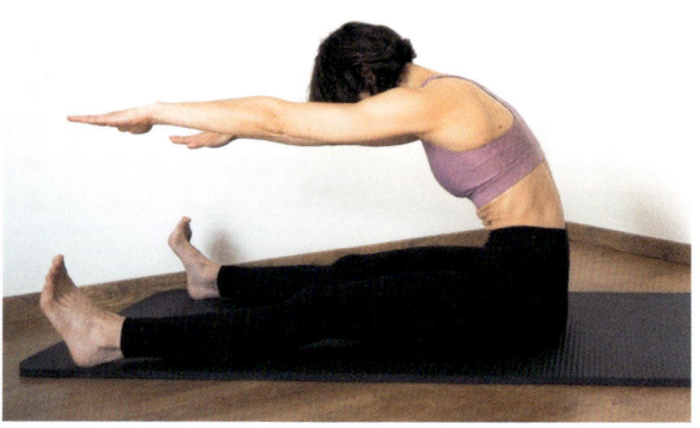

UND ... ACTION!

Machen Sie sich beim Einatmen größer und rollen Sie dann beim Ausatmen und mit eingezogenem Bauch den Kopf und den Oberkörper nach vorn ein. Die Arme bleiben auf Schulterhöhe. Richten Sie sich beim Einatmen wieder auf und strecken Sie Ihre Wirbelsäule nach oben.

Kleines Extra

Stellen Sie sich vor, Sie müssten sich über einen großen Ball beugen, ohne ihn zu berühren.
Setzen Sie sich auf einen Yoga-Block oder einen Stapel Bücher, wenn Ihre ischiocrurale Muskulatur (hintere Oberschenkelmuskulatur) zu steif ist.

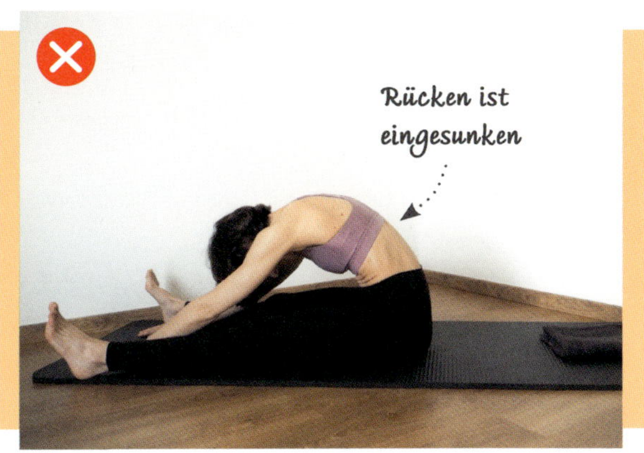

Schultern sind
hochgezogen

LEVELS

Level 2 und 3: gestreckte Beine

ALTERNATIV MIT ZUBEHÖR

Alle Levels: Nehmen Sie den Pilates-Ring in die Hände.

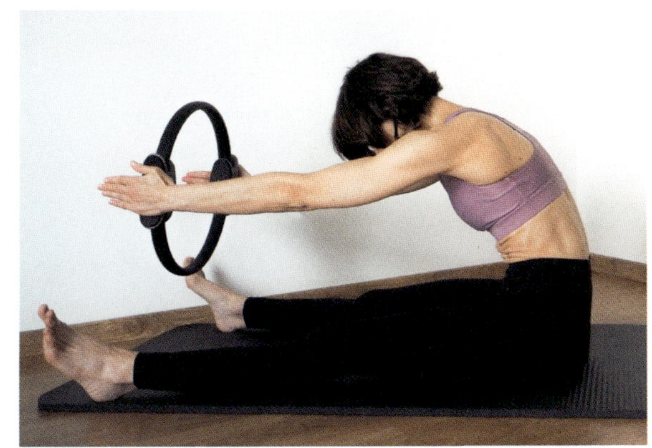

ÜBERGANG

Bleiben Sie in Sitzhaltung.

Open Leg Rocker

WIEDERHOLUNGEN:
fünf bis zehn abwechselnd oder fünfmal je zwei

AUSGANGSSTELLUNG

Sitzhaltung, Beine gebeugt und schulterweit gespreizt, Hände unter den Oberschenkeln.

UND ... ACTION!

Atmen Sie aus und strecken Sie ein Bein zur Decke und winkeln Sie es dann wieder an. Wechseln Sie rechts und links ab.

Halten Sie den Rücken gerade und stützen Sie die Körpermitte

Nach hinten sinken und die Schultern hochziehen

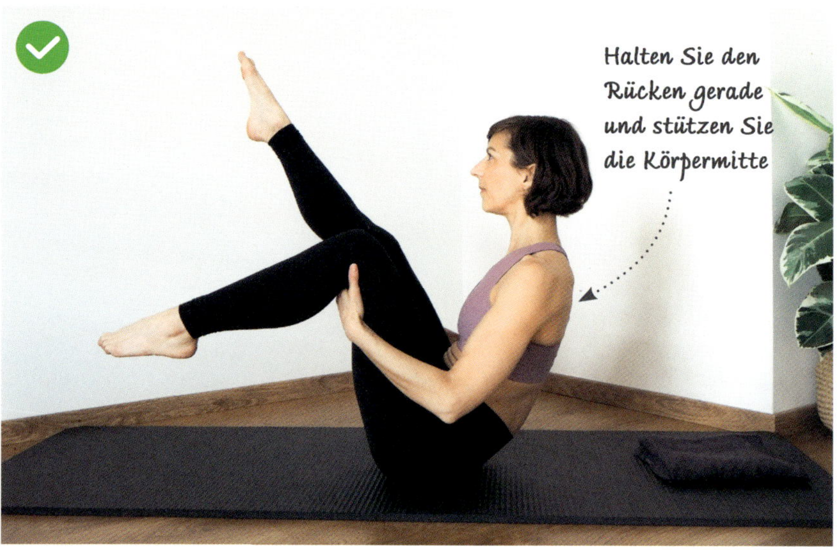

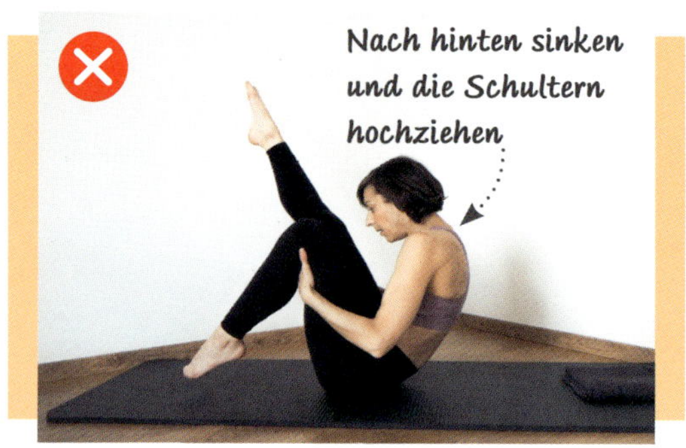

Kleines Extra

Suchen Sie beim Strecken der Beine die Kraft in der Körpermitte.

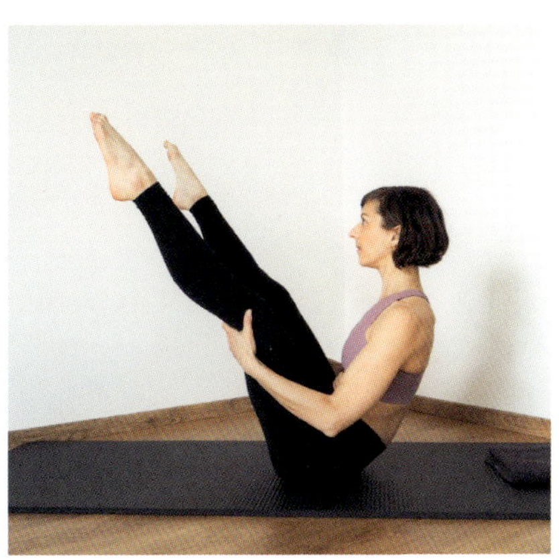

LEVELS

Level 2: Strecken Sie beide Beine gleichzeitig zur Decke und stabilisieren Sie Ihre Haltung.

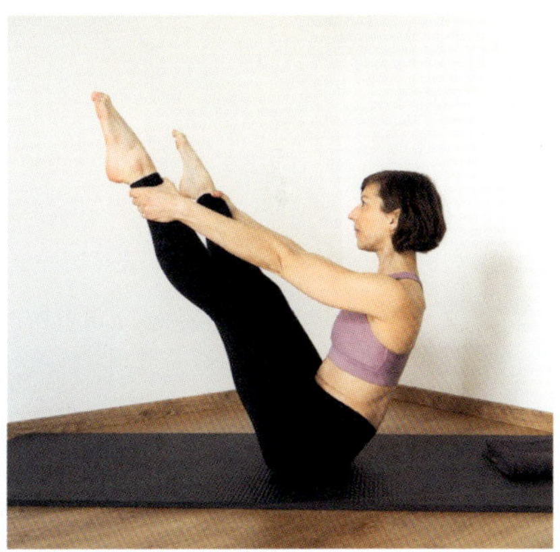

Level 3: Legen Sie die Hände an das Fußgelenk, um die Bewegung zu verstärken.

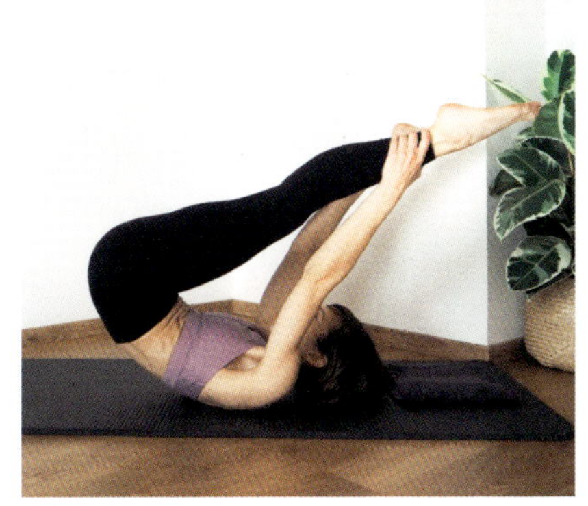

Bonus Level 3 +: Atmen Sie ein und rollen Sie dabei nach hinten ab, ohne den Kopf auf den Boden aufzusetzen, und kommen Sie beim Ausatmen wieder in die Ausgangsstellung im Gleichgewicht.

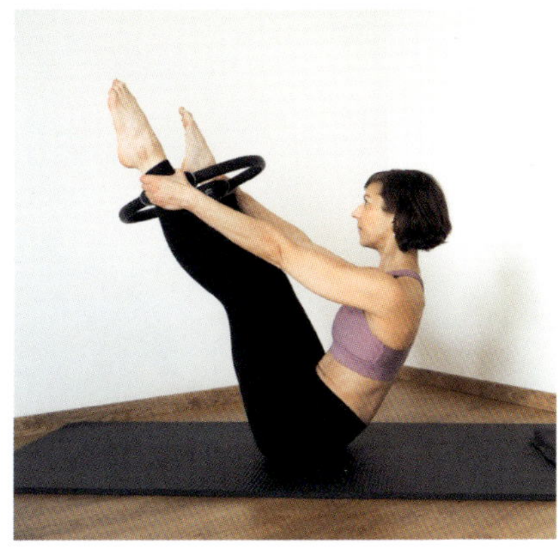

ALTERNATIV MIT ZUBEHÖR

Level 2 und 3: Pilates-Ring zwischen den Fußgelenken.

ÜBERGANG

Roll Down (siehe S. 40).

Corkscrew

WIEDERHOLUNGEN:
vier bis sechs abwechselnd

Vorsicht, diese Haltung ist nur für Geübte geeignet.

AUSGANGSSTELLUNG

Rückenlage, Arme längs des Körpers fest auf der Matte. Die Beine sind geschlossen und im Table Top.

UND ... ACTION!

Atmen Sie ein und aus und senken Sie die geschlossenen Beine auf die linke Seite. Kontrollieren Sie die Bewegung. Halten Sie die Schultern auf dem Boden. Atmen Sie ein und kommen Sie zur Körpermitte zurück. Wechseln Sie dann die Seite.

Kontrollieren Sie das Pendeln
Stützen Sie sich mit den Armen auf der Matte ab

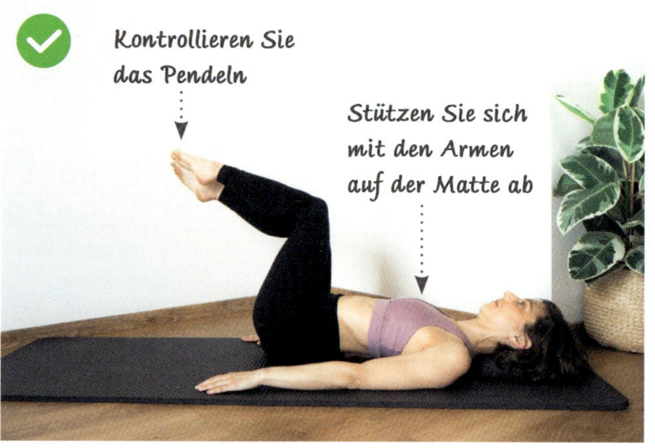

Kleines Extra

Sie spüren die Bewegung an der Taille, denn die schrägen Bauchmuskeln sind bei dieser Übung sehr gefordert.

Beckenposition nicht neutral
Brustkorb angehoben

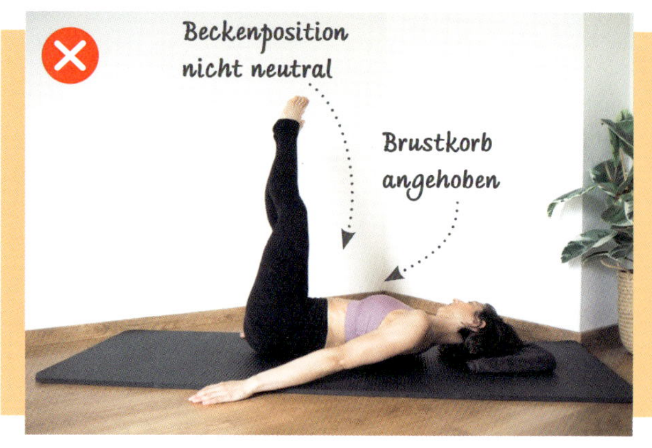

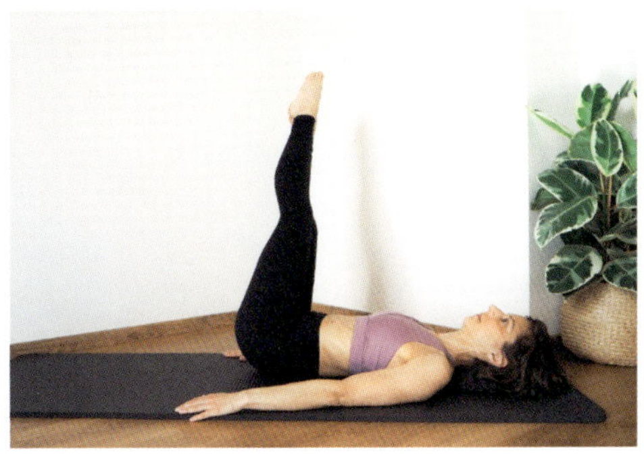

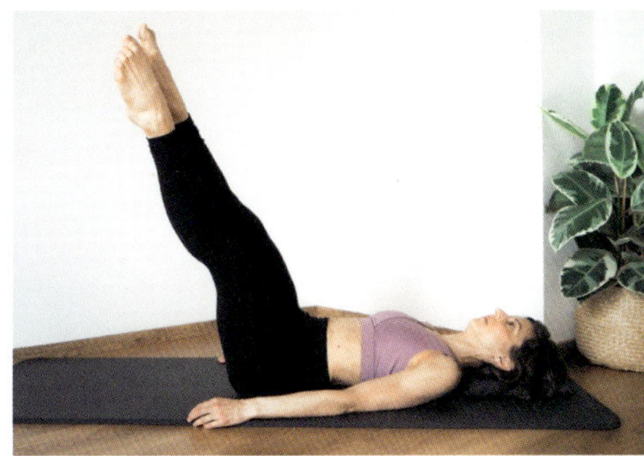

LEVELS

Level 2: Gleiche Ausgangsstellung. Die Beine sind nach oben gestreckt und geschlossen.

Level 3: Die Beine sind zur Decke gestreckt und geschlossen. Senken Sie beide Beine gestreckt auf eine Seite, zeichnen Sie einen kleinen Kreis Richtung Boden und machen Sie dann dasselbe auf der gegenüberliegenden Seite. Üben Sie mit kleinen Bewegungsamplituden und halten Sie die Schultern auf dem Boden.

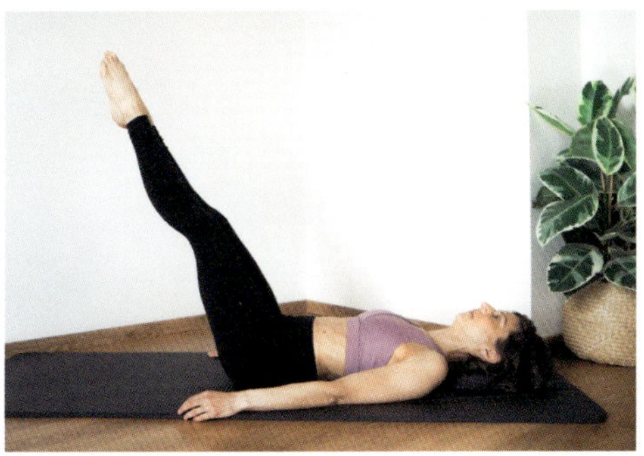

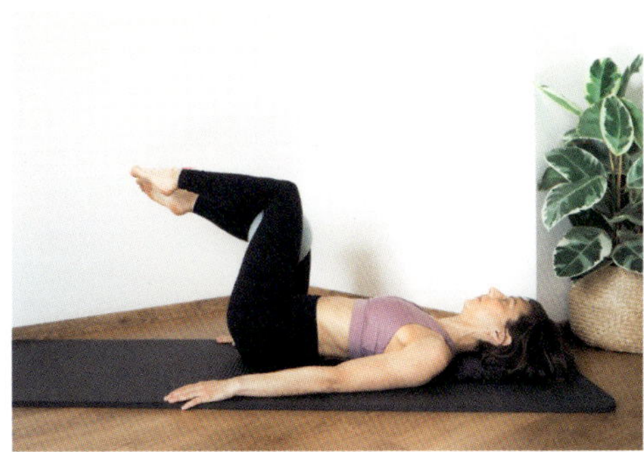

ALTERNATIV MIT ZUBEHÖR

Alle Levels: Nehmen Sie den Softball zwischen die Fußgelenke oder die Oberschenkel.

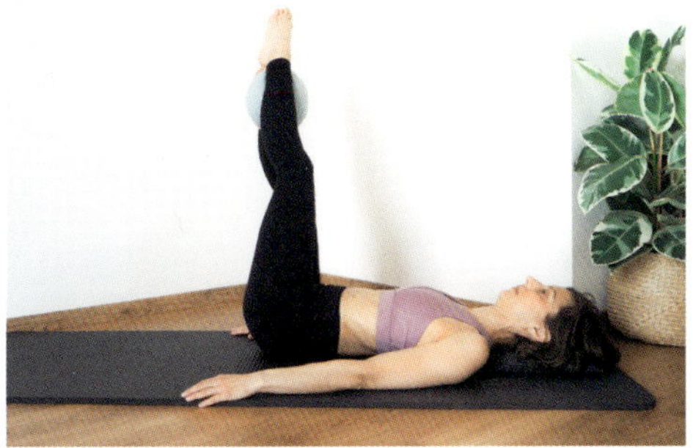

ÜBERGANG

Richten Sie sich unter Zuhilfenahme der Hände über die Seite oder mit einem Roll Up auf.

Saw

WIEDERHOLUNGEN:
sechs bis zehn abwechselnd

Die Hüften bewegen sich
bei der Drehung nicht mit
Beide Pobacken
bleiben auf dem
Boden

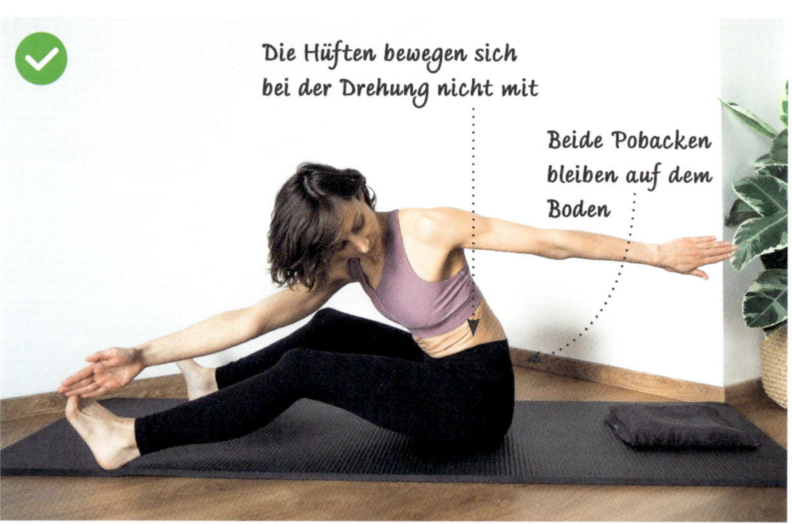

AUSGANGSSTELLUNG

Setzen Sie sich und machen Sie sich größer. Die Beine sind halb angewinkelt und bis zum Mattenrand gespreizt, die Fersen sind fest auf dem Boden.
Strecken Sie die Arme zur Seite und in Ihr Blickfeld.

Schultern sind hochgezogen,
Körpermitte ist eingesunken

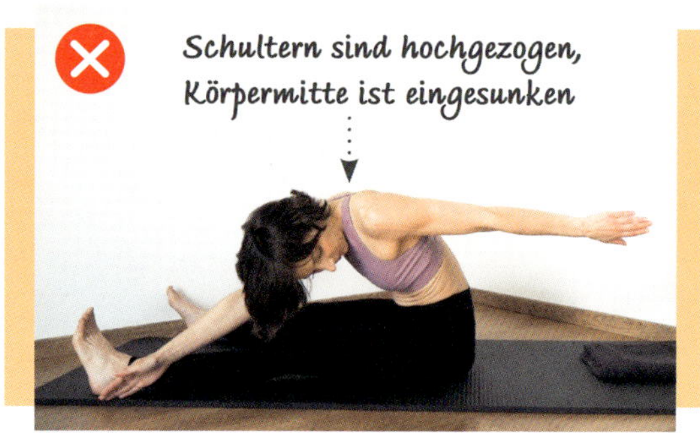

UND ... ACTION!

Atmen Sie ein, um größer zu werden und drehen Sie den Oberkörper nach links. Atmen Sie aus und führen Sie die vordere (rechte) Hand an die Außenseite des linken Fußgelenks, so als wollten Sie den kleinen Zeh absägen. Der linke Arm ist nach hinten gestreckt, die Handfläche zeigt zur Decke (soweit es die Gelenkigkeit Ihrer Schulter erlaubt). Atmen Sie dreimal aus, dehnen Sie dabei Ihre Wirbelsäule und ziehen Sie den Bauch jedes Mal ein bisschen mehr ein. Atmen Sie ein, um in die Ausgangsstellung zurückzukehren, und machen Sie dasselbe auf der anderen Seite.

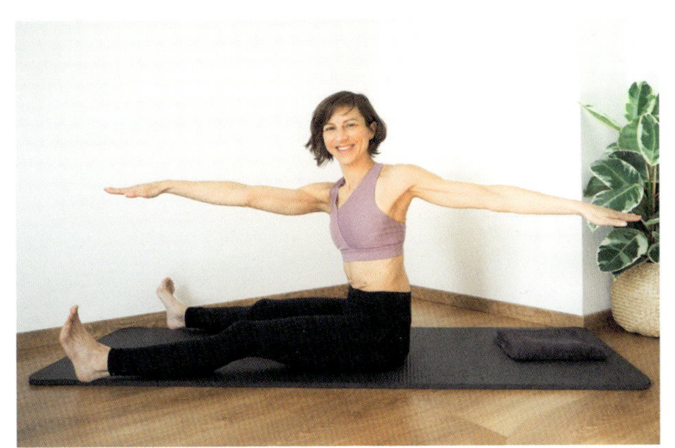

LEVELS

Level 2 und 3: Gleiche Übung mit gestreckten Beinen und angewinkelten Zehenspitzen.

Kleines Extra

Verschieben Sie bei der Drehung das Becken nicht. Sie können Ihre Füße gegen eine Wand stützen. Achten Sie dann darauf, den Kontakt die ganze Bewegung über nicht zu verlieren, damit Sie einen Orientierungspunkt haben.

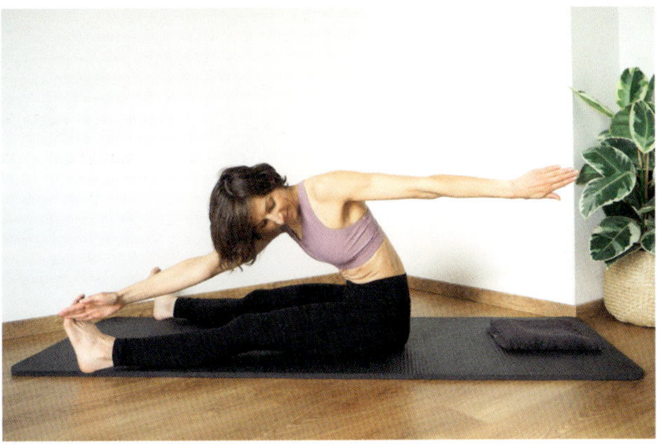

ALTERNATIV MIT ZUBEHÖR

Softball zwischen den Oberschenkeln.

ÜBERGANG

Legen Sie beide Hände auf eine Seite der Matte, drehen Sie sich unter Aktivierung der Körpermitte um und legen Sie sich auf den Bauch.

Swan

WIEDERHOLUNGEN:
drei bis fünf

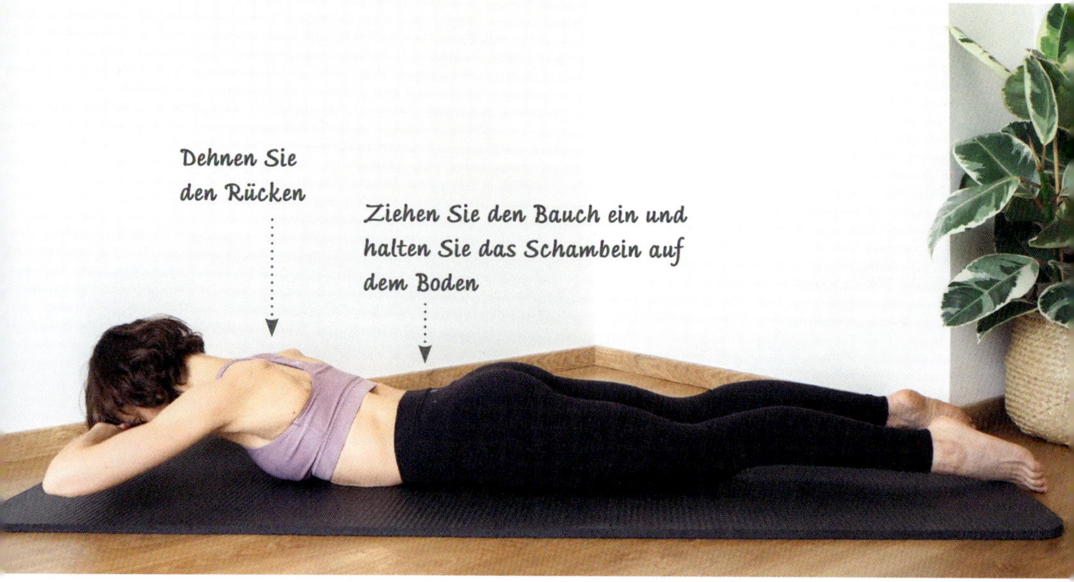

Dehnen Sie den Rücken

Ziehen Sie den Bauch ein und halten Sie das Schambein auf dem Boden

AUSGANGSSTELLUNG

Legen Sie sich auf den Bauch, die Hände liegen aufeinander unter der Stirn. Wenn Sie spüren, dass Sie ein Hohlkreuz machen, legen Sie auf der Höhe des Beckenkamms ein Handtuch unter den Bauch.

UND ... ACTION!

Atmen Sie ein und aus, heben Sie Kopf und Ellbogen vom Boden an und lassen Sie dabei die Stirn auf den Händen gestützt.

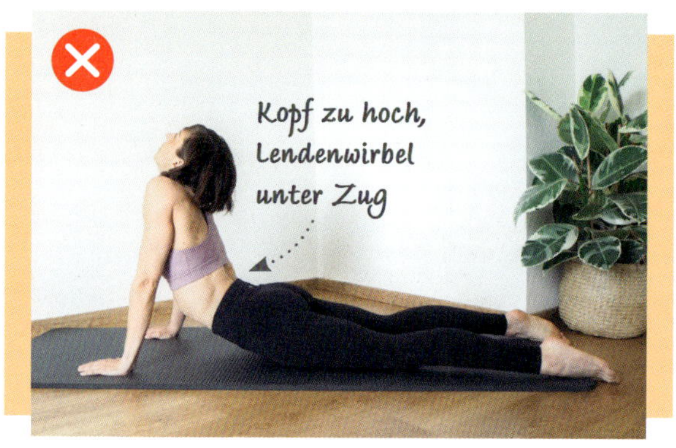

Kleines Extra

Arbeiten Sie zunächst ohne große Bewegungsamplitude an der Dehnung der Wirbelsäule.

LEVELS

Level 2: Bauchlage, Arme längs des Körpers und Handflächen zum Boden. Einatmen, Ausatmen, Kopf und Arme vom Boden anheben.

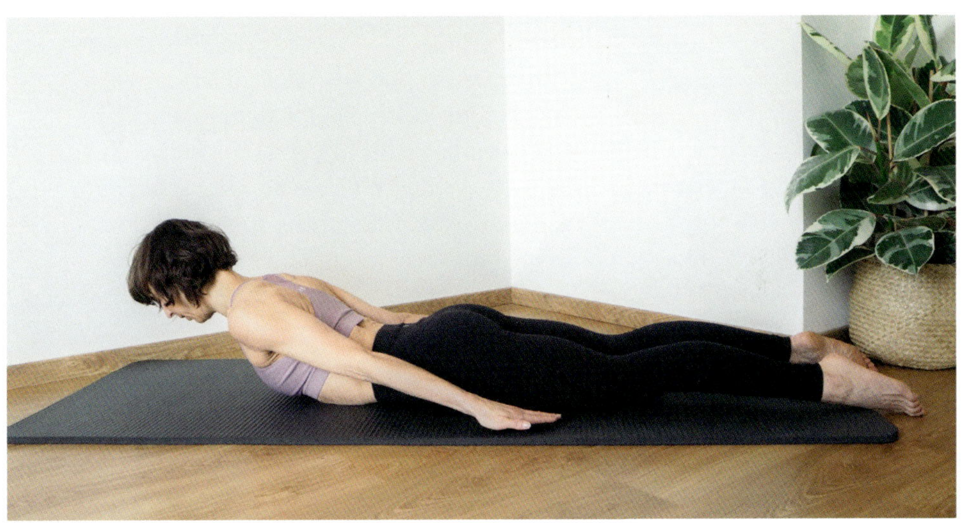

Level 3: Bauchlage, die Füße zusammen und in einem kleinen Pilates-V, die Handflächen seitlich auf Schulterhöhe, die Ellbogen nach hinten gerichtet. Atmen Sie aus, heben Sie gestützt durch die Hände Kopf und Brust an. Atmen Sie ein und kehren Sie in die Ausgangsposition zurück.

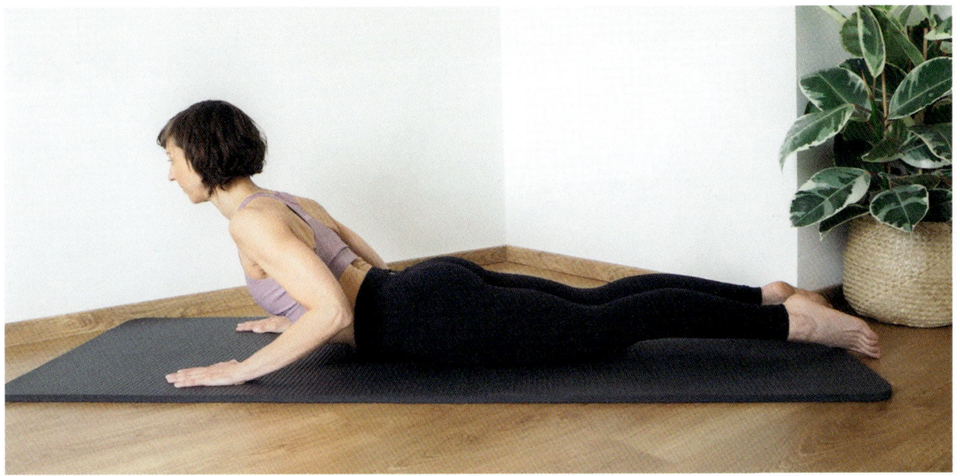

Single Leg Kick

WIEDERHOLUNGEN:
sechs bis zehn abwechselnd

AUSGANGS-STELLUNG

In Bauchlage mit Unterarmstütz. Die Körpermitte ist aktiv, die Beine sind geschlossen. Wenn Sie spüren, dass Sie ein Hohlkreuz machen, legen Sie auf Höhe des Beckenkamms ein Handtuch unter den Bauch.

UND ... ACTION!

Atmen Sie ein und aus, winkeln Sie das linke Bein an und kicken Sie mit dem gestreckten Fuß zweimal Richtung Gesäß. Legen Sie das Bein ab. Wiederholen Sie die Übung auf der anderen Seite. Arbeiten Sie zunächst nur mit kleinen Bewegungsamplituden.

Kleines Extra

Spüren Sie den Rücken und die Rückseite der Oberschenkel.

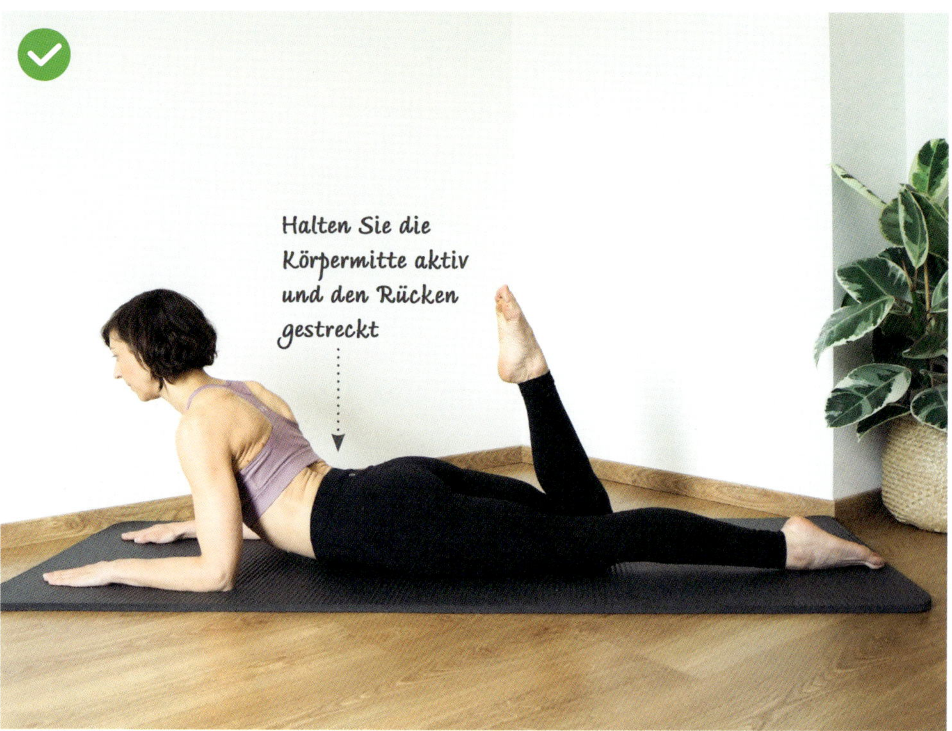

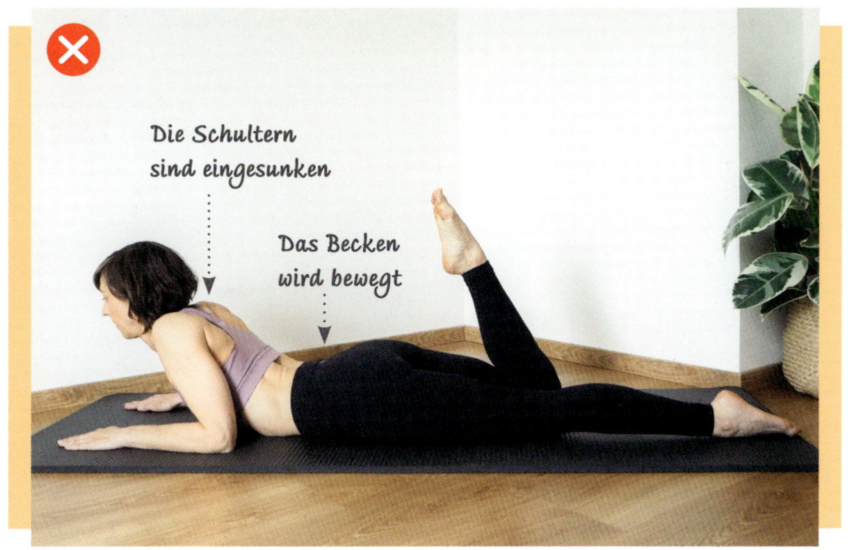

LEVELS

Level 2 und 3: Auf den Unterarmen aufgestützt, die Fäuste aneinandergedrückt. Führen Sie je einen Kick mit gestrecktem und geflextem Fuß aus, um die Koordination zu trainieren.

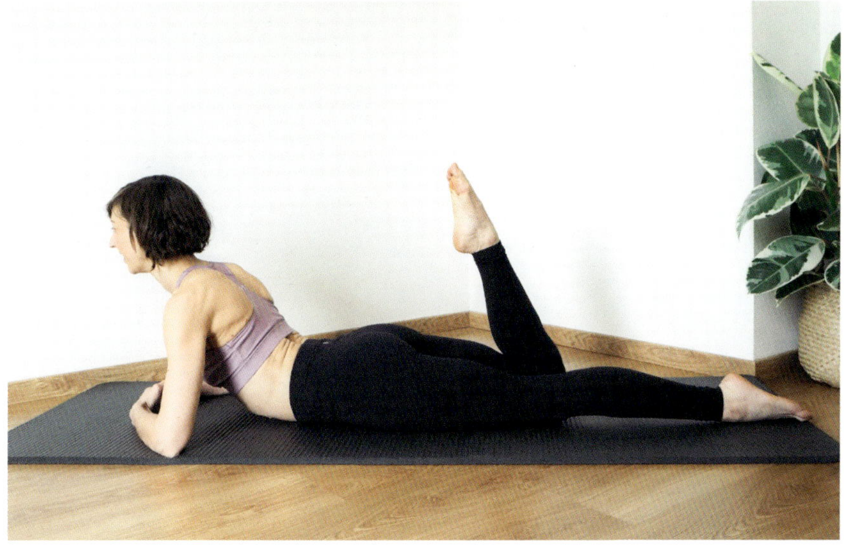

Double Leg Kick

WIEDERHOLUNGEN:
vier bis sechs abwechselnd

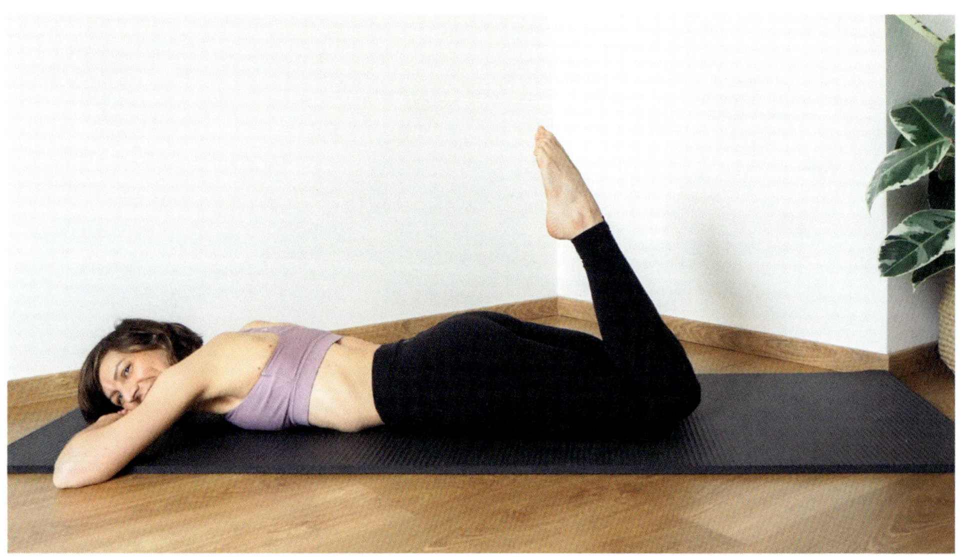

AUSGANGSSTELLUNG

Bauchlage, Arme vorn verschränkt, Kopf auf dem Boden, nach links gedreht. Die Beine sind geschlossen und am Boden ausgestreckt. Wenn Sie spüren, dass Sie ein Hohlkreuz machen, legen Sie auf Höhe des Beckenkamms ein Handtuch unter den Bauch.

UND ... ACTION!

Atmen Sie ein und aus, kicken Sie dreimal mit den Beinen, indem Sie die gestreckten Füße zum Gesäß ziehen. Legen Sie die Beine ab und drehen Sie den Kopf dieses Mal nach rechts und wiederholen Sie die Bewegung.

LEVELS

Level 2: Gleiche Ausgangsstellung, aber die Hände sind zu Beginn im unteren Rücken verschränkt und die Arme strecken sich nach hinten, wenn die Beine sich bei der Ausführung der Bewegung vom Boden abheben und der Rücken dabei nach dreimal Kicken gestreckt wird.

Level 3: Gleiche Ausführung wie in Level 2, aber abwechselnd einmal mit gestrecktem, gebeugtem und wieder gestrecktem Fuß kicken, um die Koordination zu trainieren.

Machen Sie sich groß und
strecken Sie die Wirbelsäule

Körpermitte locker,
Kopf zu hoch

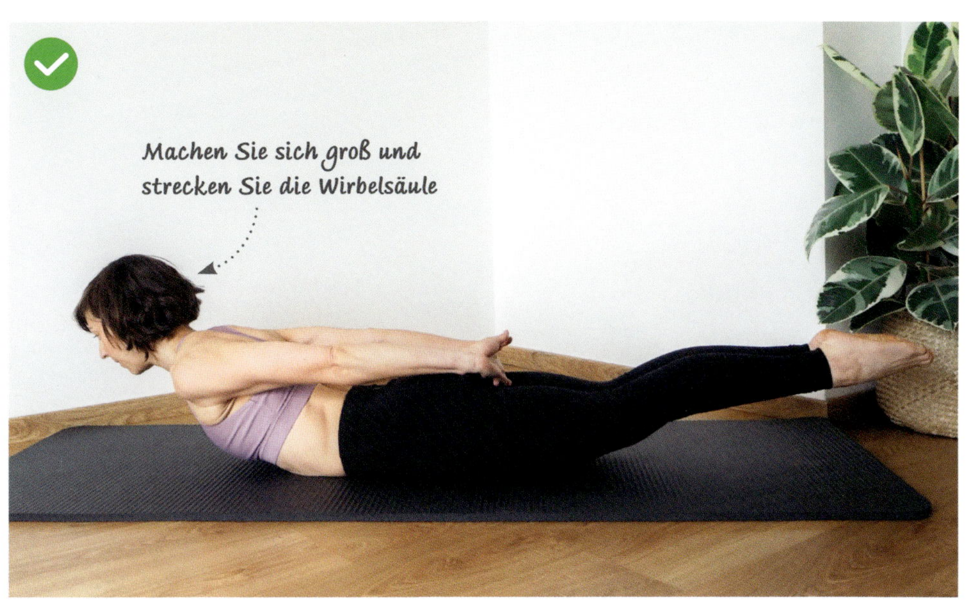

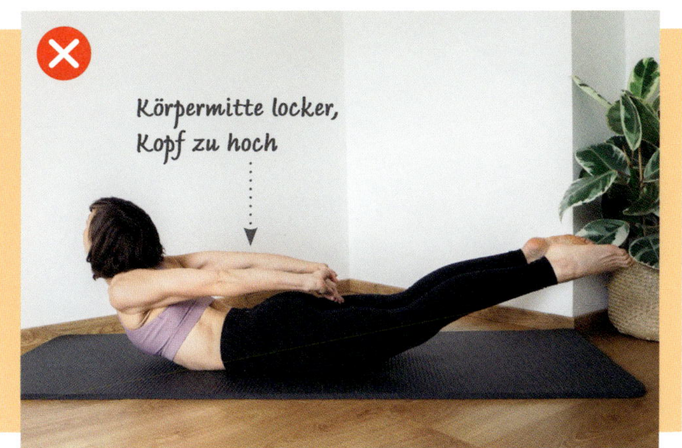

Kleines Extra

Spüren Sie den Rücken und die Rückseite der Oberschenkel.

ÜBERGANG

Stützen Sie sich mit den Händen wie beim Swan ab und knien Sie sich hin.

Neck Pull

WIEDERHOLUNGEN:
drei bis fünf

Vorsicht, diese Übung ist nur für Geübte geeignet.

AUSGANGS-STELLUNG

Sitzhaltung. Die Beine sind beckenbreit gespreizt und angewinkelt, die Arme nach vorn gestreckt.

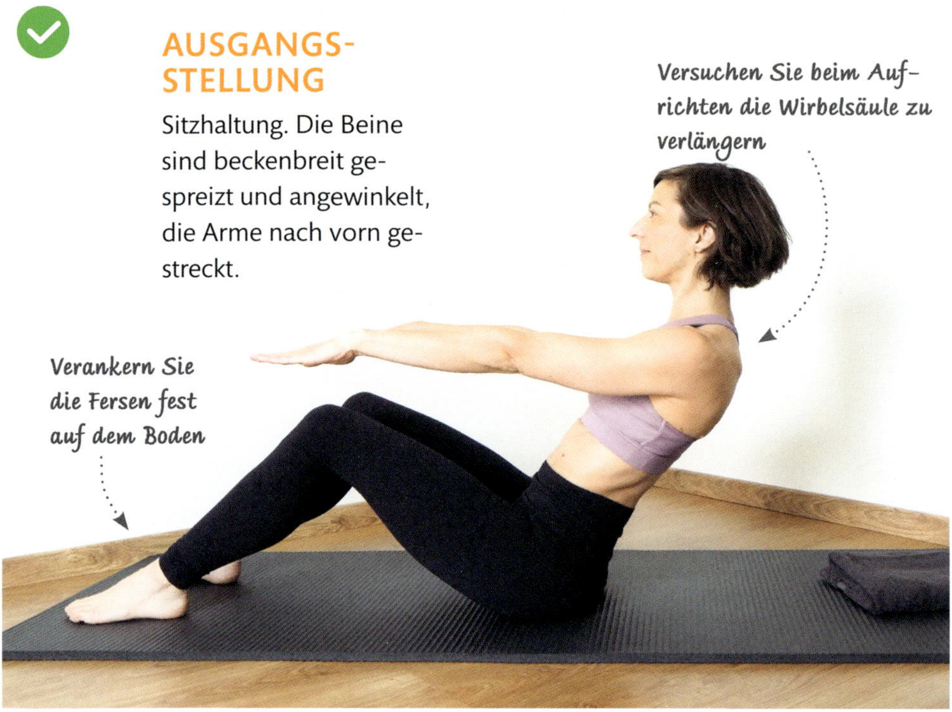

Versuchen Sie beim Aufrichten die Wirbelsäule zu verlängern
Verankern Sie die Fersen fest auf dem Boden

UND ... ACTION!

Atmen Sie ein, atmen Sie aus und kippen Sie ganz behutsam mit dem Rücken nach hinten. Bleiben Sie bei kleinen Bewegungsamplituden. Spannen Sie die Körpermitte an und kehren Sie in die Ausgangsposition zurück.

Der Rücken hängt durch, Bewegung zu groß, Körpermitte locker

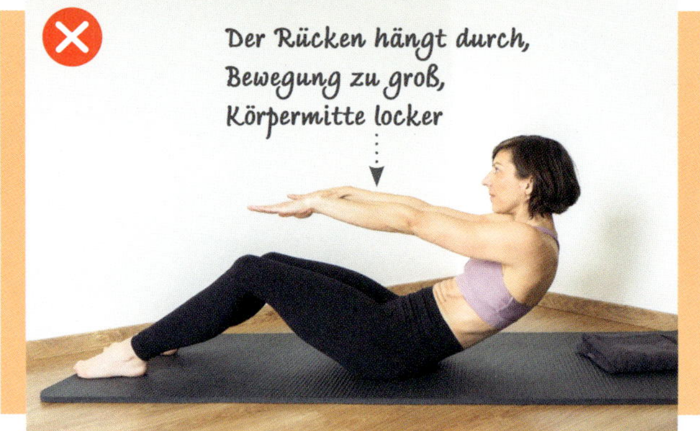

LEVELS

Level 2: Gleiche Übung, aber mit gestreckten, beckenbreit gespreizten Beinen auf dem Boden.
Level 3: Gleiche Übung, aber die Hände sind hinter dem Kopf verschränkt, die Beine beckenbreit gespreizt und entweder gestreckt oder angewinkelt.
Bonus +: Wie oben: senken Sie den Rücken gerade nach hinten. Rollen Sie die Wirbelsäule im Roll Down ab und im Roll Up wieder hoch.

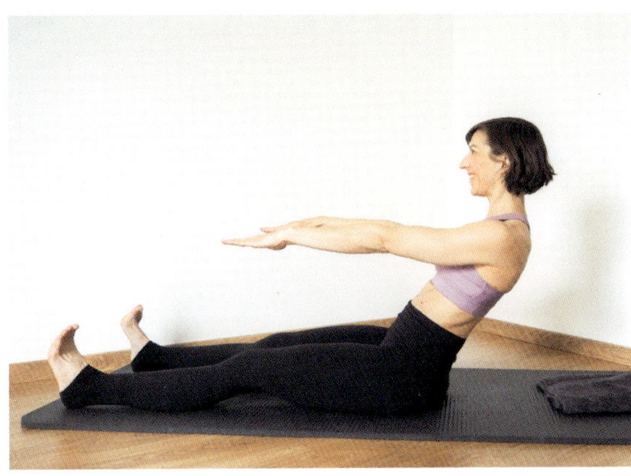

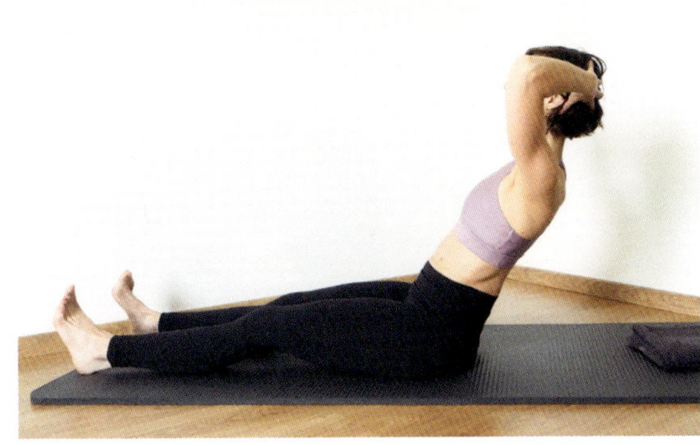

Kleines Extra

Die Empfindungen gehen von der Körpermitte aus.

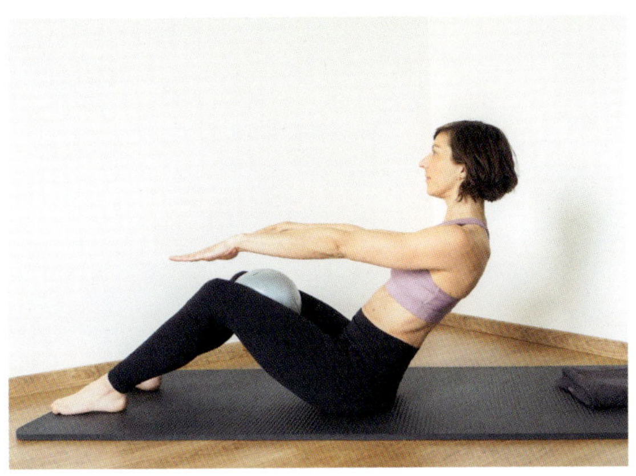

ALTERNATIV MIT ZUBEHÖR

Softball zwischen den Oberschenkeln.

ÜBERGANG

Roll Down (siehe S. 40).

Shoulder Bridge

WIEDERHOLUNGEN:
drei bis fünf

AUSGANGSSTELLUNG

Rückenlage, Beine angewinkelt und Fersen fest auf dem Boden. Die Beine sind beckenweit auseinander, die Arme längs des Körpers. Legen Sie kein Handtuch unter den Kopf.

UND ... ACTION!

Atmen Sie ein und heben Sie beim Ausatmen jeden Wirbel nacheinander bis zu den Schulterblättern vom Boden ab. Atmen Sie ein, wenn Sie oben sind, und machen Sie die umgekehrte Bewegung, um den Rücken auf den Boden zu bringen.

Halten Sie das Becken stabil
Richten Sie Schultern/Hüften/Knie in einer Linie aus

Zu weit nach oben

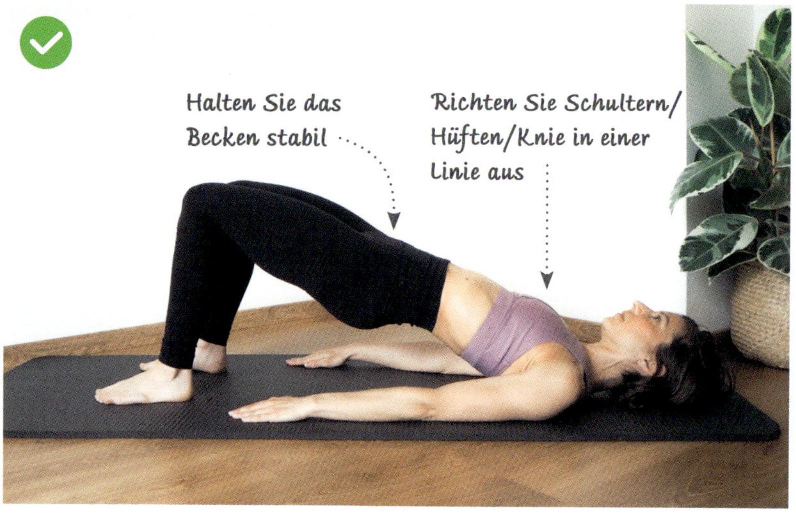

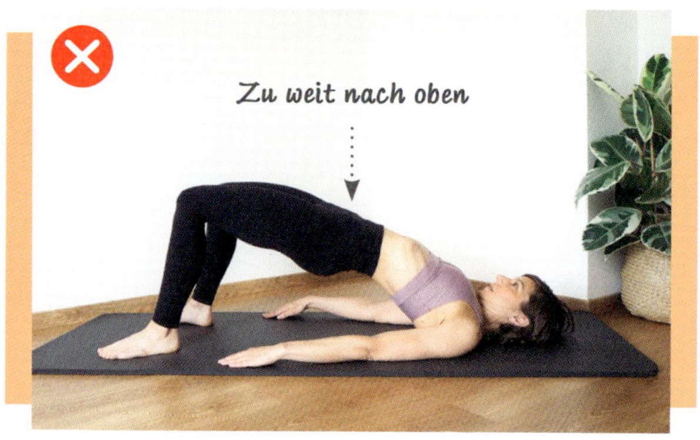

Kleines Extra

Das ist eine der angenehmsten Übungen des Repertoires. Achten Sie auf die Beweglichkeit Ihrer Wirbelsäule.

LEVELS

Level 2: Die Beine sind geschlossen. Wenn Sie oben sind, heben Sie beim Ausatmen ein Bein in Table-Top-Position. Atmen Sie ein, legen Sie das Bein ab und machen Sie dasselbe auf der anderen Seite. Atmen Sie dann ein und aus, legen Sie den Rücken auf den Boden. Zwei bis vier Wiederholungen.

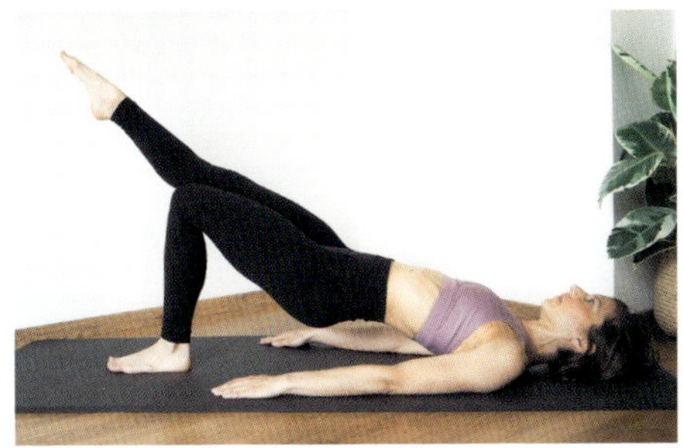

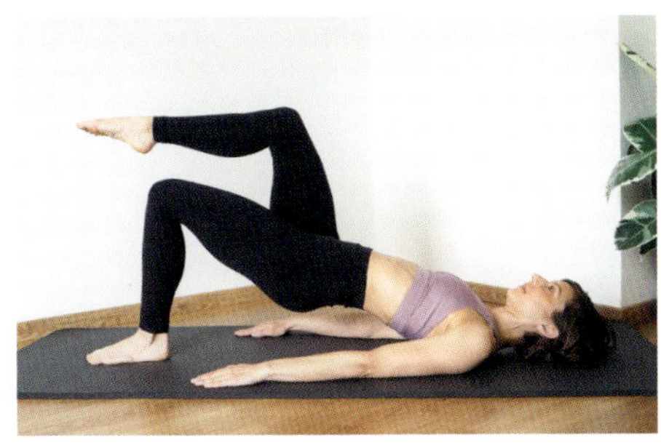

Level 3: Gleiche Ausgangsstellung wie bei Level 2. Wenn Sie oben sind, strecken Sie das angehobene Bein zur Decke und senken Sie es mit gestrecktem Fuß bis Ihre Knie auf gleicher Höhe sind. Beugen Sie danach den Fuß, um wieder in die Ausgangsposition zurückzukehren. Wiederholen Sie die Übung dreimal. Legen Sie danach Ihren Fuß wieder auf den Boden und machen Sie dasselbe auf der anderen Seite.

ALTERNATIV MIT ZUBEHÖR

Level 1: Nehmen Sie den Softball zwischen die Oberschenkel.
Level 2: Pilates-Ring in beiden Händen, die Arme zur Decke gestreckt.

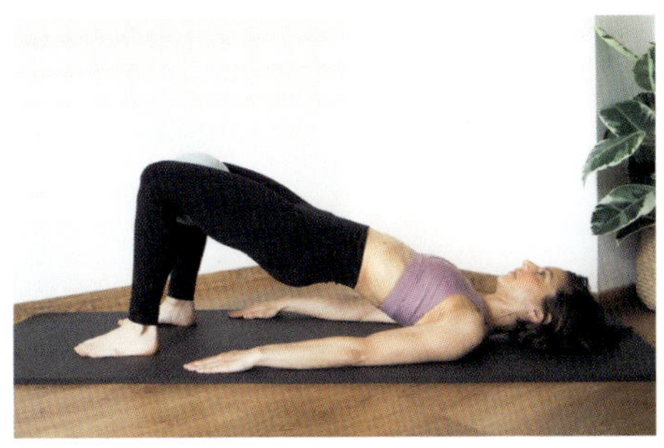

ÜBERGANG

Kommen Sie entweder seitlich mit Hilfe der Hände oder im Roll Up hoch.

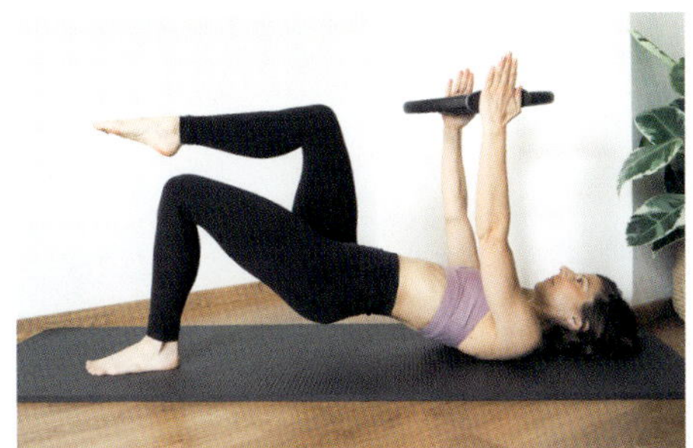

Spine Twist

WIEDERHOLUNGEN:
sechs bis zehn im Wechsel

AUSGANGSSTELLUNG

Setzen Sie sich, die Beine (wie auf dem Foto) in Form eines Diamanten. Die Hände sind in Gebetshaltung: die Daumen am Brustbein, Zeigefinger unter dem Kinn.

UND ... ACTION!

Atmen Sie ein und machen Sie sich lang, atmen Sie dann aus und drehen Sie Ihren Oberkörper nach rechts. Kommen Sie dann in die Mitte zurück und machen Sie dasselbe auf der anderen Seite.

Der Rücken hängt durch
Oberschenkel sind angespannt
Halten Sie das Becken stabil
Verankern Sie die Füße fest am Boden

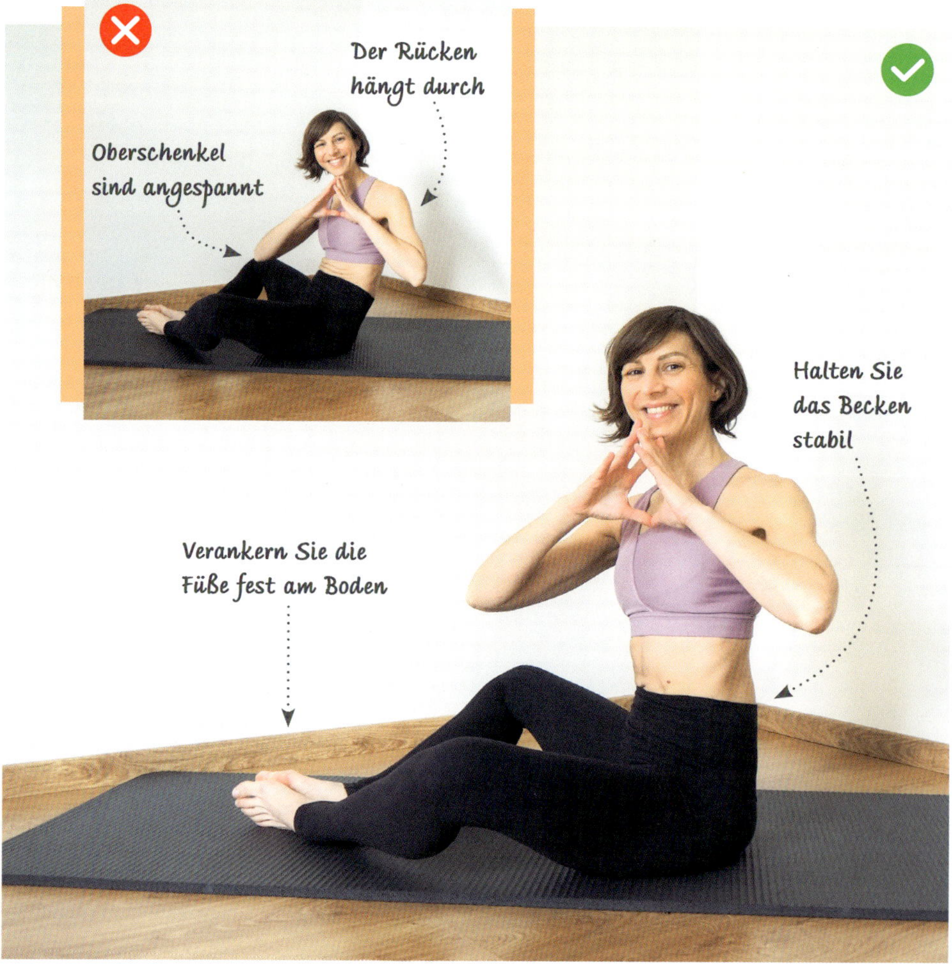

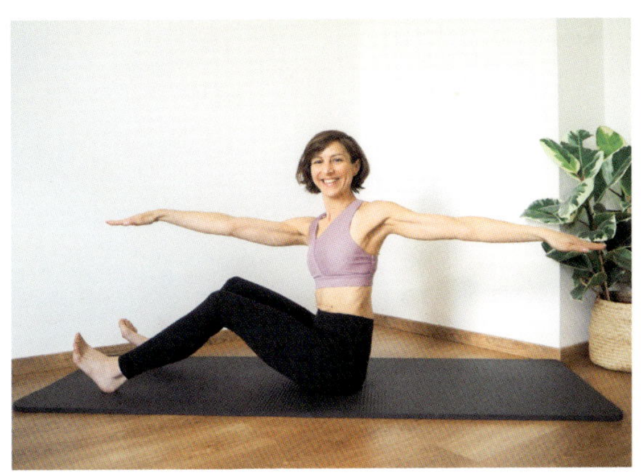

LEVELS

Level 2: Die Beine sind beckenweit gespreizt und und halb angewinkelt. Die Arme bilden eine Linie mit den Schultern und sind zur Seite gestreckt.
Level 3: Die Beine sind gestreckt und entweder beckenweit gespreizt oder geschlossen. Die Arme sind zur Seite gestreckt.

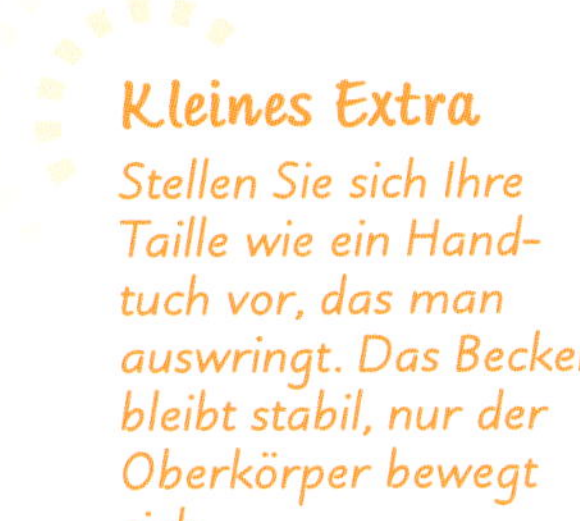

Kleines Extra

Stellen Sie sich Ihre Taille wie ein Handtuch vor, das man auswringt. Das Becken bleibt stabil, nur der Oberkörper bewegt sich.

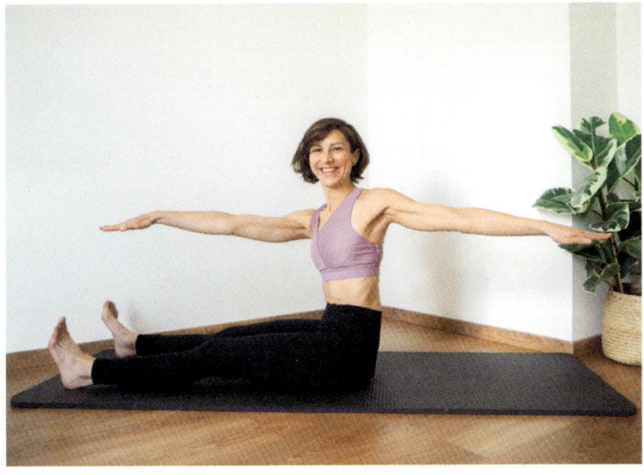

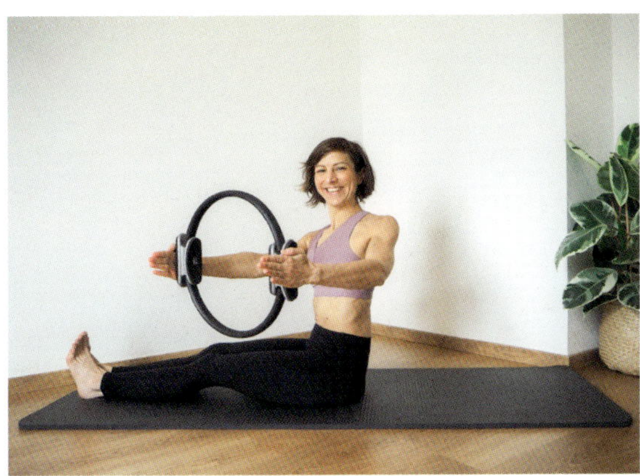

ALTERNATIV MIT ZUBEHÖR

Level 2 und 3: Pilates-Ring in den Händen, Arme nach vorn gestreckt.

ÜBERGANG

Roll Down.

Jack Knife

WIEDERHOLUNGEN:
fünf

Vorsicht, diese Übung ist nur für Geübte geeignet.

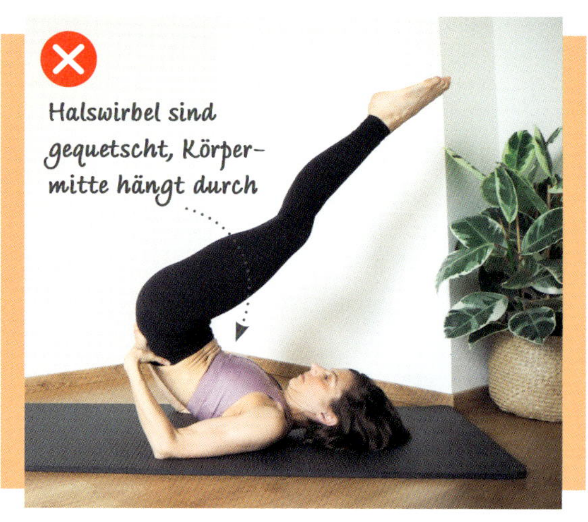

AUSGANGSSTELLUNG

Gleiche Stellung wie beim Roll Over. Legen Sie sich auf den Rücken, die Beine sind in Table-Top-Position, die Arme liegen längs des Körpers fest auf der Matte.

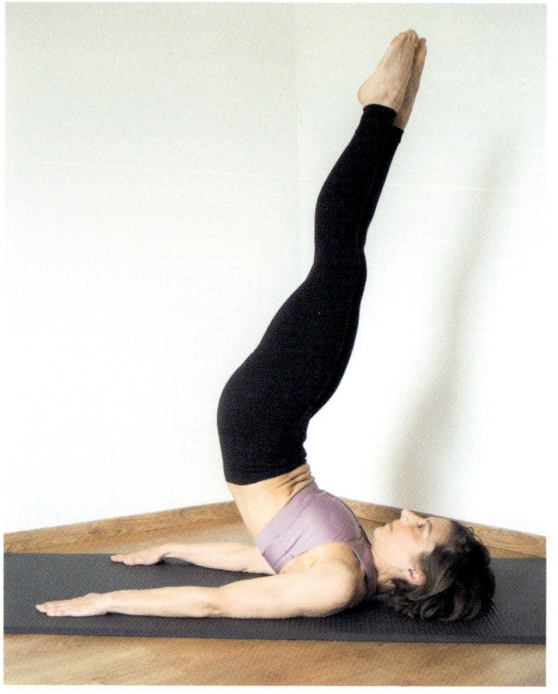

LEVELS

Level 2: Halten Sie die ausgestreckten Arme während der Bewegung fest auf dem Boden.
Level 3: Rückenlage, Beine im Pilates-V gestreckt und auf dem Boden. Atmen Sie ein, aus, strecken Sie beide Beine zur Kerze in die Höhe und kehren Sie dann in die Ausgangsstellung zurück.

ÜBERGANG

Strecken sie einen Arm nach hinten, legen Sie die andere Hand auf den Boden, und rollen Sie auf die Seite.

Üben Sie anfangs
mit kleinen
Bewegungsamplituden
Die Bewegung wird ohne
Schwung durch die
Körpermitte ausgelöst

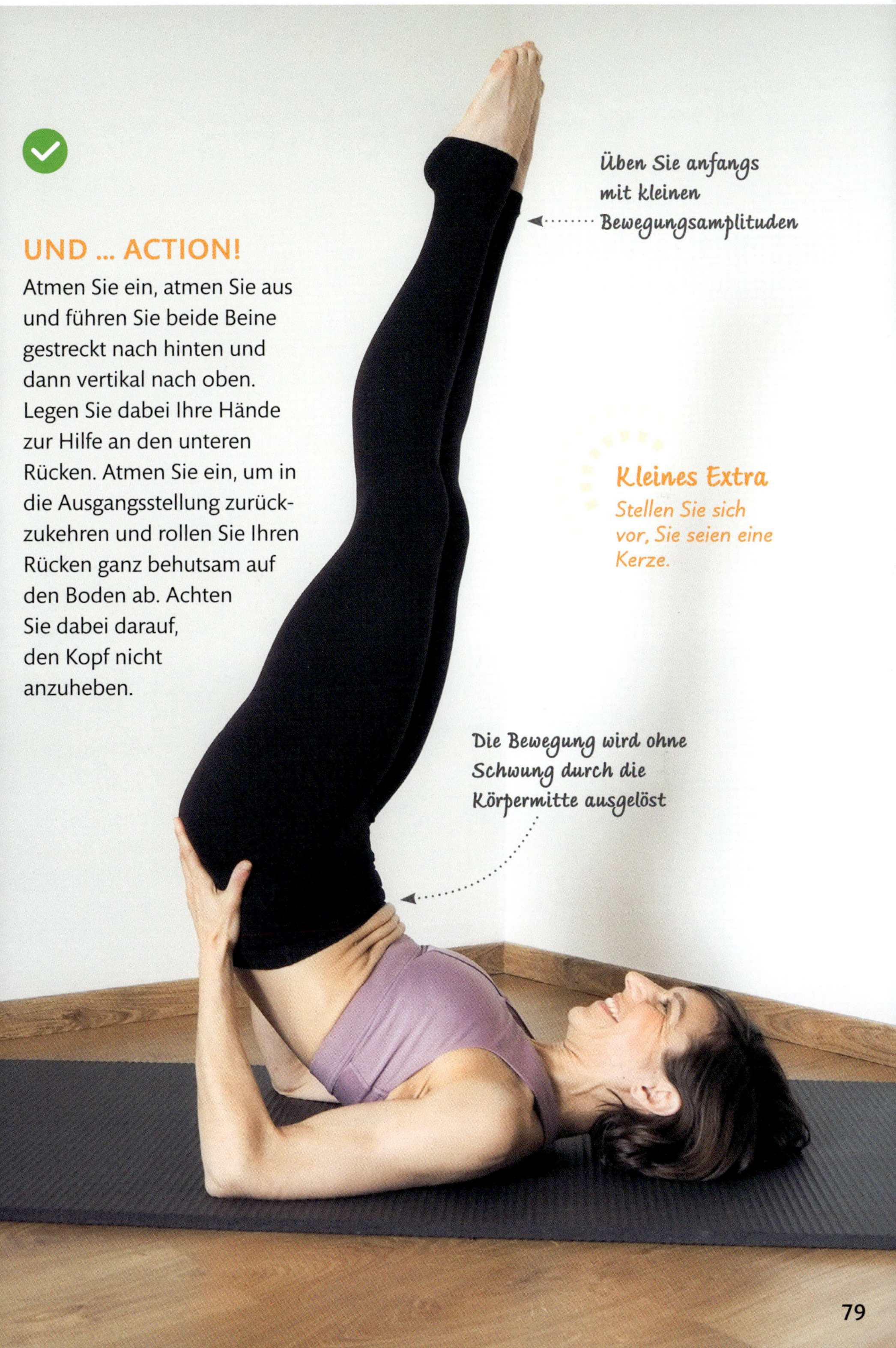

UND ... ACTION!

Atmen Sie ein, atmen Sie aus und führen Sie beide Beine gestreckt nach hinten und dann vertikal nach oben. Legen Sie dabei Ihre Hände zur Hilfe an den unteren Rücken. Atmen Sie ein, um in die Ausgangsstellung zurückzukehren und rollen Sie Ihren Rücken ganz behutsam auf den Boden ab. Achten Sie dabei darauf, den Kopf nicht anzuheben.

Kleines Extra

Stellen Sie sich vor, Sie seien eine Kerze.

Side Kick Series

Side Lift

WIEDERHOLUNGEN:
drei

AUSGANGSSTELLUNG

Legen Sie sich der Länge nach auf die Seite. Ihr Kopf liegt auf dem gestreckten unteren Arm (Ihr Handtuch liegt zwischen Kopf und Arm), und die obere Hand liegt vor Ihnen auf Höhe des Nabels auf der Matte.

Lassen Sie die Taille nicht durchhängen
Halten Sie während der Bewegung das Becken stabil
Blick geht nach vorn

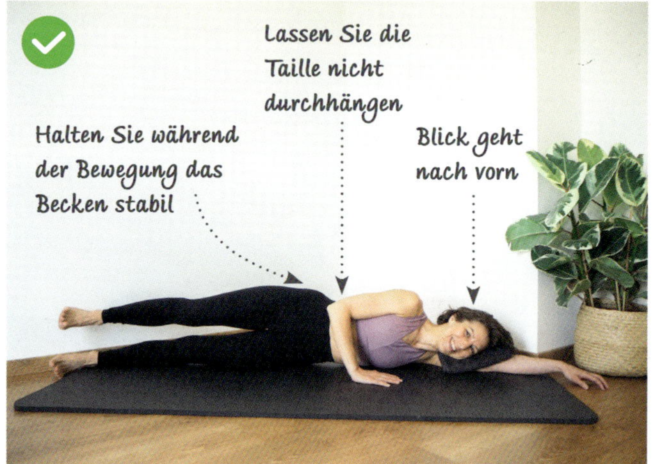

UND ... ACTION!

Atmen Sie aus und heben Sie das obere Bein um ein paar Zentimeter. Atmen Sie ein und atmen Sie aus, heben Sie das untere Bein so an, dass es sich an das obere anschließt. Stabilisieren Sie Ihre Haltung und senken Sie dann beide Beine wieder auf den Boden.

Der Rücken darf nicht nach hinten oder vorn ausweichen
Sinken Sie nicht auf die abstützende Hand
Kippen Sie das Becken nicht nach hinten

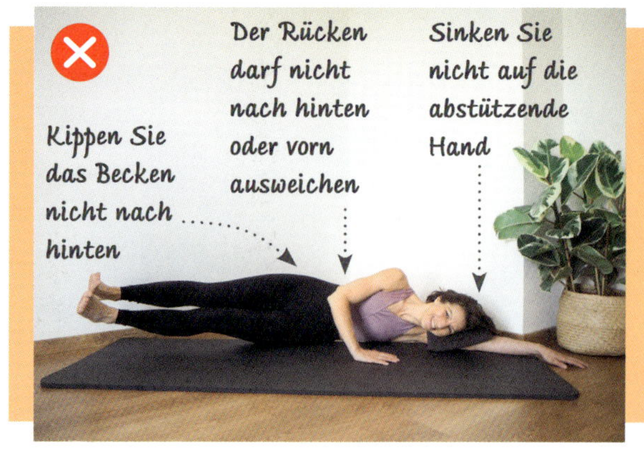

LEVELS

Level 2: Atmen Sie aus und heben Sie beide Beine geschlossen vom Boden an, ohne das Becken zu kippen, und kehren Sie dann in die Ausgangsposition zurück. Wiederholen Sie die Übung dreimal.

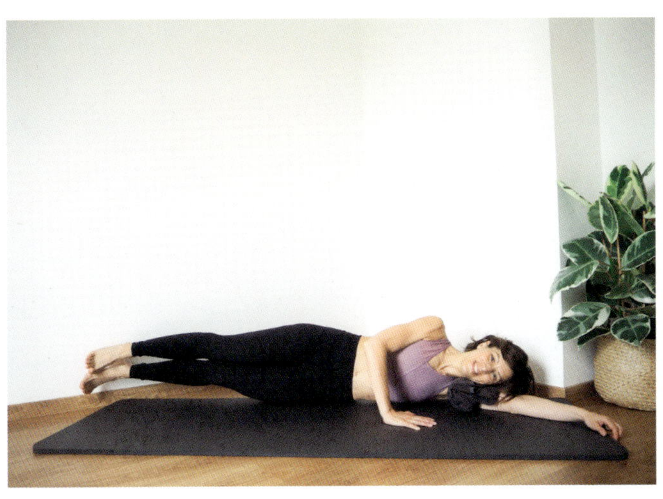

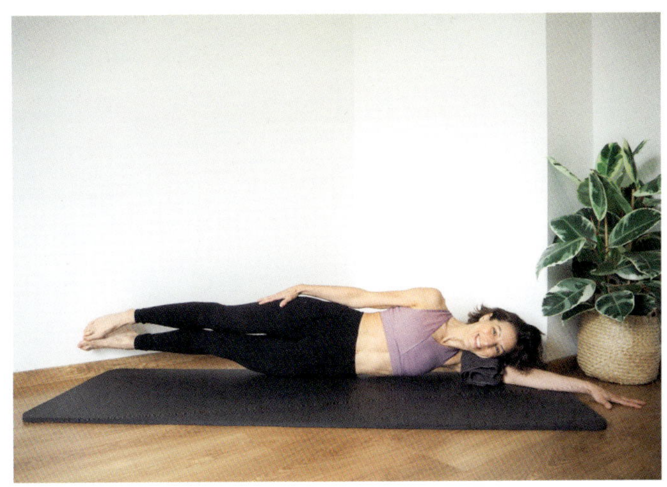

Level 3: Gleiche Ausführung wie in Level 2, aber wenn die Beine angehoben sind, legen Sie die Hand, die auf dem Boden liegt, an den Körper und halten Sie das Gleichgewicht. Wiederholen Sie die Bewegung dreimal.

Kleines Extra

Stellen Sie sich einen Sonnenstrahl vor, der unter Ihrer Taille bleibt, wenn Sie die Beine anheben.

ÜBERGANG

Für den zweiten Teil der Side Kick Serie lassen Sie beide Beine angehoben und geschlossen und führen Sie sie diagonal zur Ecke der Matte.

Front and Back

WIEDERHOLUNGEN:
fünf bis zehn

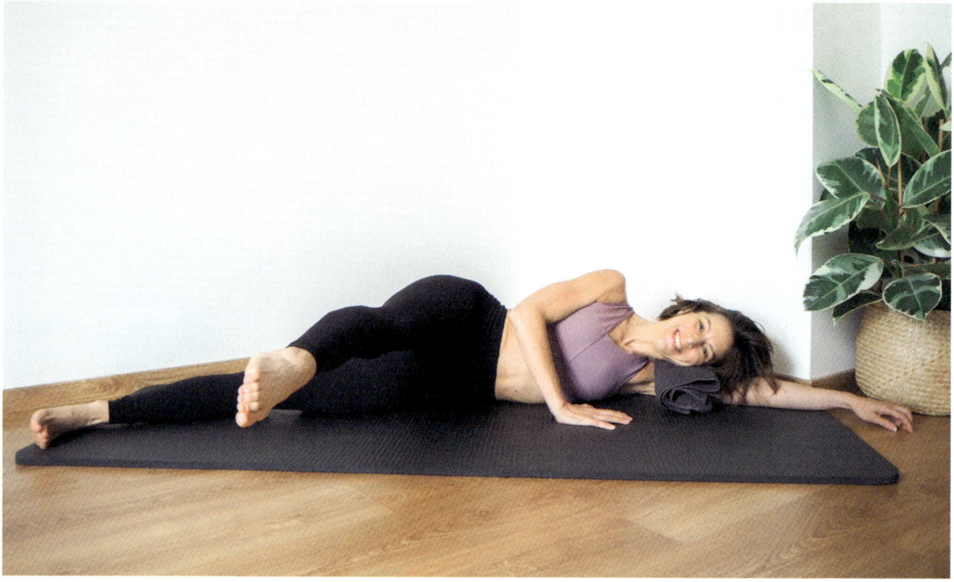

AUSGANGSSTELLUNG

Legen Sie sich der Länge nach auf die Seite. Ihre Beine sind im 45-Grad-Winkel nach vorn gestreckt, die Füße sind parallel zueinander. Der Kopf liegt auf dem Arm am Boden (mit einem Handtuch dazwischen), die andere Hand liegt auf Brusthöhe vor Ihnen.

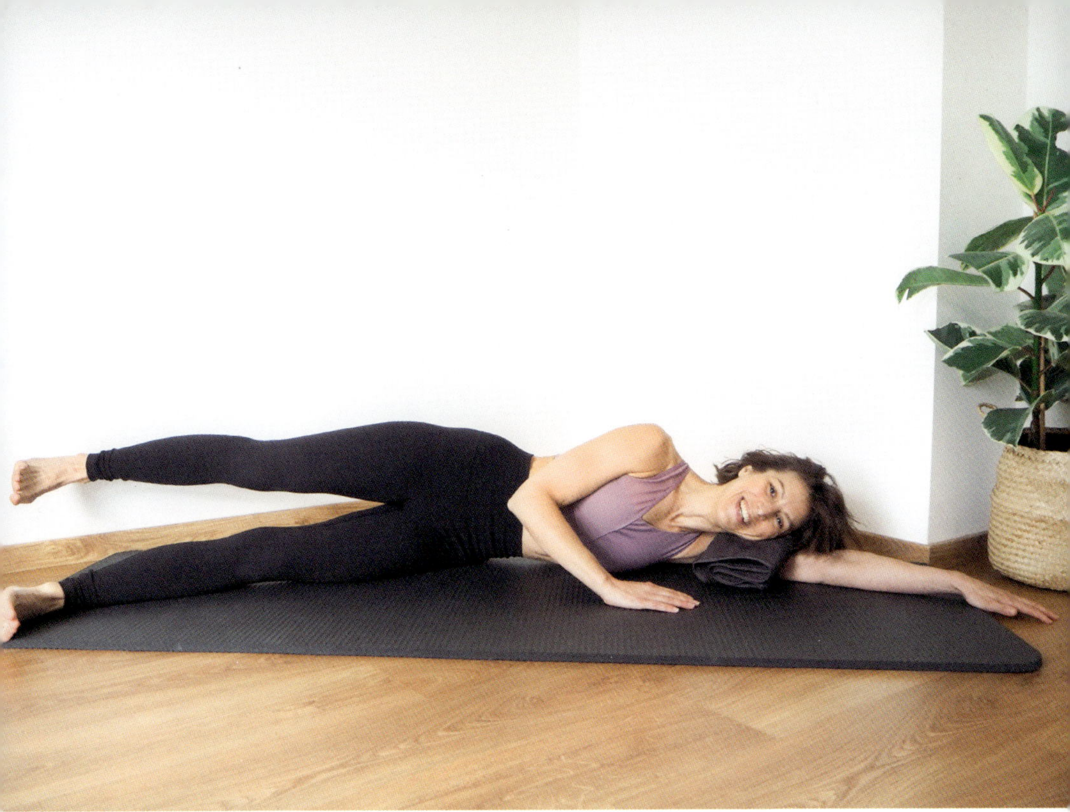

UND ... ACTION!

Heben Sie das obere Bein ein paar Zentimeter an. Atmen Sie ein und führen Sie dieses Bein mit gestrecktem Fuß nach vorn. Atmen Sie aus, um es mit geflextem Fuß nach hinten zu strecken. Üben Sie anfangs mit kleinen Bewegungsamplituden.

ALTERNATIV

Sie können diese Bewegung vollständig im Pilates-V ausüben.

Up and Down

WIEDERHOLUNGEN:
fünf bis zehn.

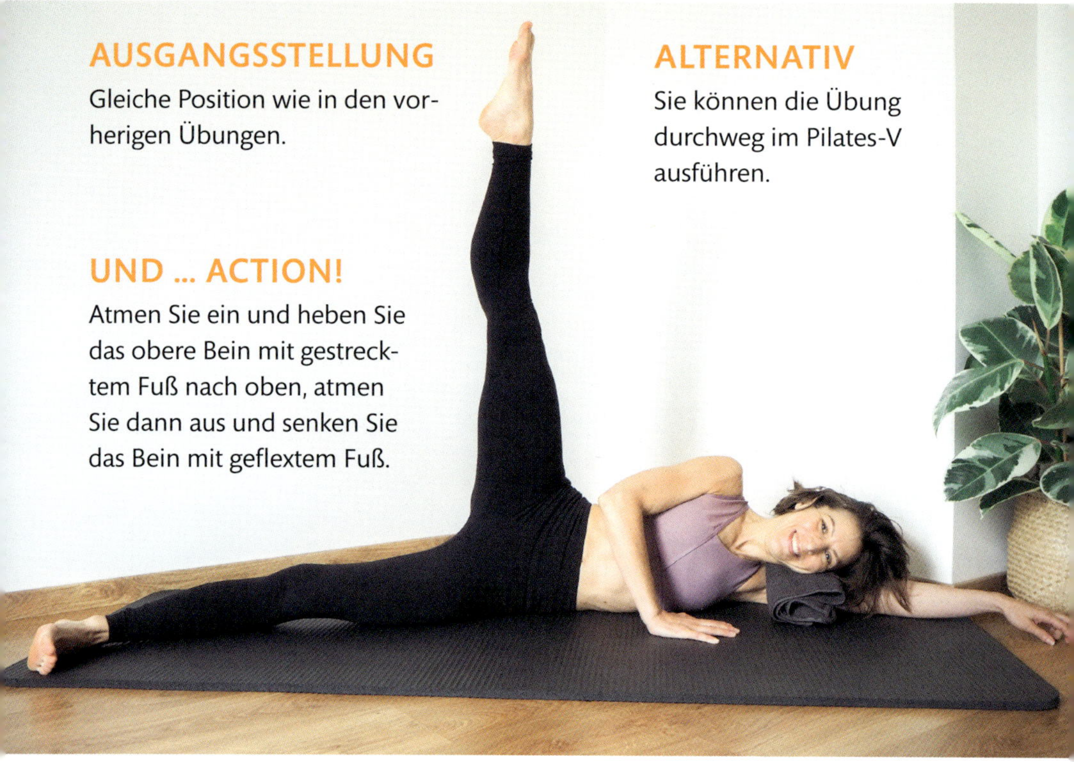

AUSGANGSSTELLUNG

Gleiche Position wie in den vorherigen Übungen.

UND ... ACTION!

Atmen Sie ein und heben Sie das obere Bein mit gestrecktem Fuß nach oben, atmen Sie dann aus und senken Sie das Bein mit geflextem Fuß.

ALTERNATIV

Sie können die Übung durchweg im Pilates-V ausführen.

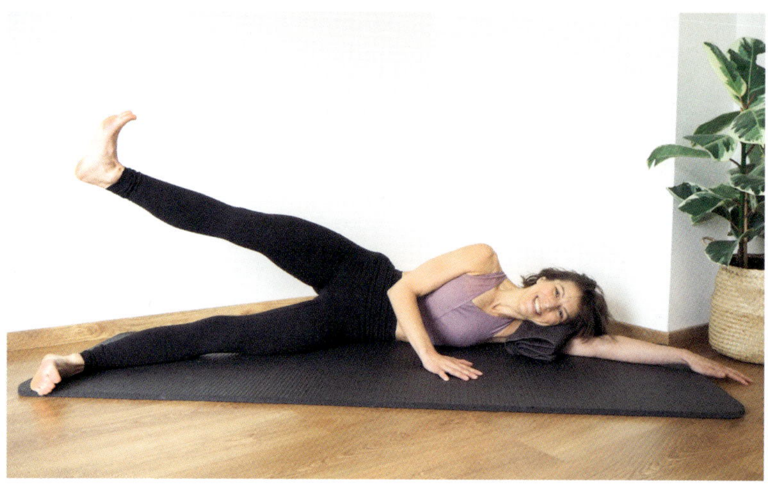

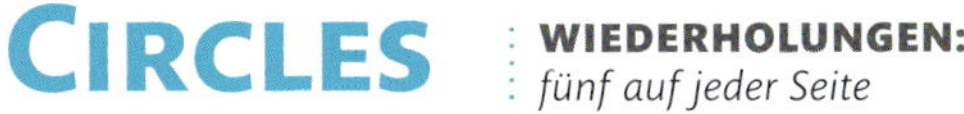

CIRCLES

WIEDERHOLUNGEN:
fünf auf jeder Seite

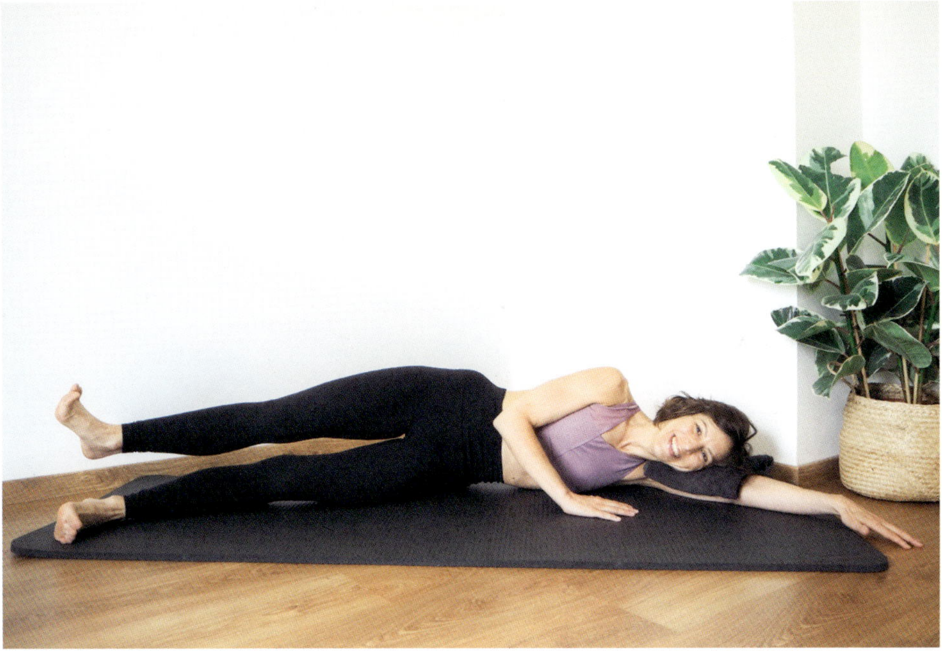

AUSGANGS-STELLUNG

Gleiche Ausgangsposition wie in vorheriger Übung.

UND … ACTION!

Heben Sie das obere Bein um einige Zentimeter an – die Füße sind in Pilates-V-Stellung – und beschreiben Sie erst in eine, dann in die andere Richtung Kreise, wobei sich die beiden Fersen jedes Mal leicht berühren.

Inner Thigh Lift and Circles

WIEDERHOLUNGEN:
fünf bis zehn Wiederholungen pro Bein, je drei Kreise in jede Richtung

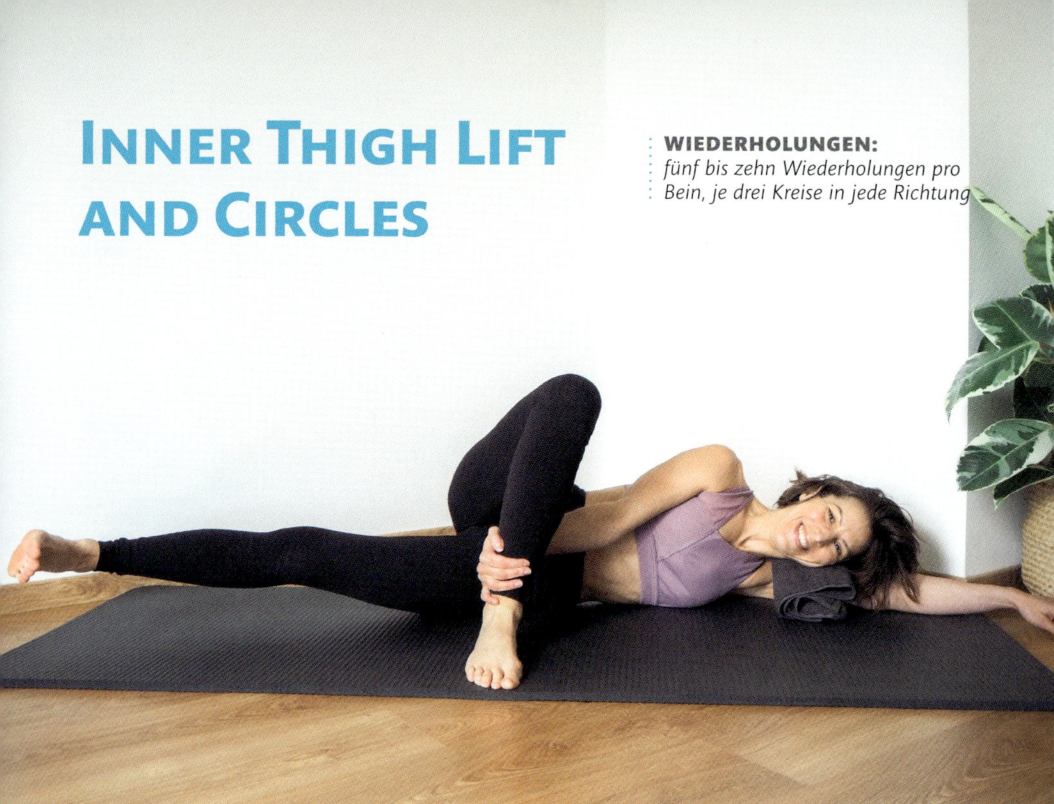

AUSGANGSSTELLUNG

Winkeln Sie das obere Bein an und umfassen Sie Ihr Fußgelenk von innen. Der Fuß steht dabei vor der Hüfte, das Knie zeigt nach oben.

UND ... ACTION!

Atmen Sie aus, heben Sie das untere Bein an. Halten Sie Ihr Bein nach fünf Wiederholungen oben und zeichnen Sie in jede Richtung drei Kreise.

ALTERNATIV

Wenn Sie das Knie nicht aufstellen können, winkeln Sie es an und legen es in Hüfthöhe auf ein Kissen oder den Softball.

Side Kick Passe

WIEDERHOLUNGEN:
drei in jede Richtung

AUSGANGS-STELLUNG

Gleiche Position wie für Front and Back.

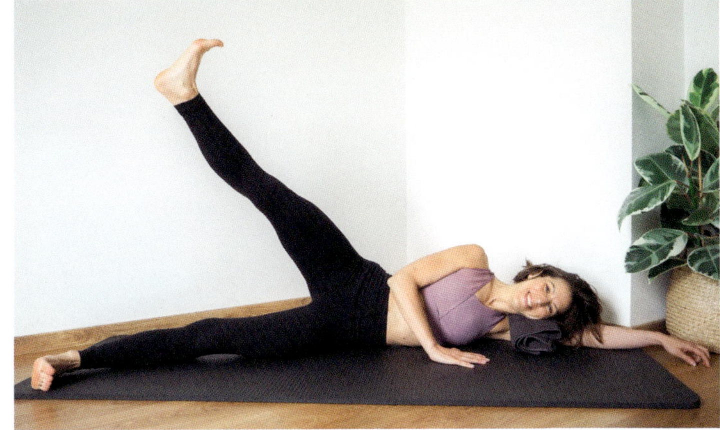

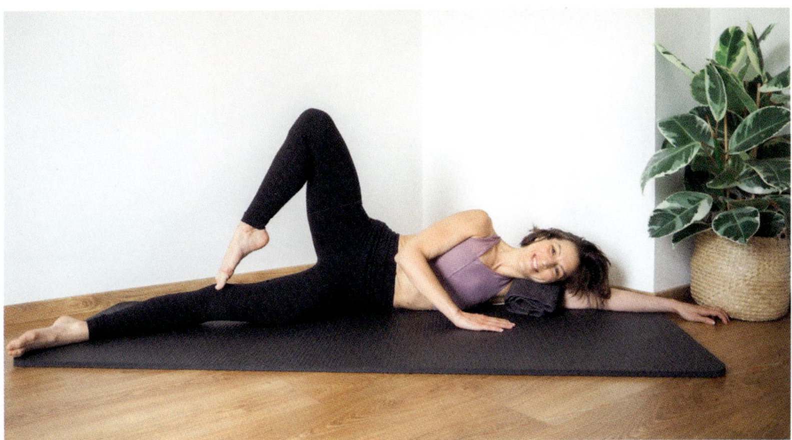

UND ... ACTION!

Beugen Sie das obere Bein, das Knie zeigt nach oben, und lassen Sie die Zehen an Ihrem unteren Bein bis zur Kniekehle entlanggleiten. Atmen Sie aus, rollen Sie das angespannte Bein Richtung Zimmerdecke aus und legen Sie es dann mit geflextem Fuß auf das fest auf dem Boden verankerte Bein. Machen Sie in jede Richtung drei Bewegungen: Strecken Sie das obere Bein mit gebeugtem Fuß zur Decke, beugen Sie das Knie und lassen Sie Ihre Fußspitze an der Innenseite des unten liegenden Beins entlanggleiten.

Bicycle

WIEDERHOLUNGEN:
drei in jede Richtung

AUSGANGS-STELLUNG

Gleiche Position wie für Front and Back.

ALTERNATIV

Machen Sie kleine Bewegungen.

Kleines Extra

Sie spüren die Empfindungen beim Beugen an der Rückseite Ihrer Oberschenkel.

So ist es richtig (gültig für die ganze Serie)

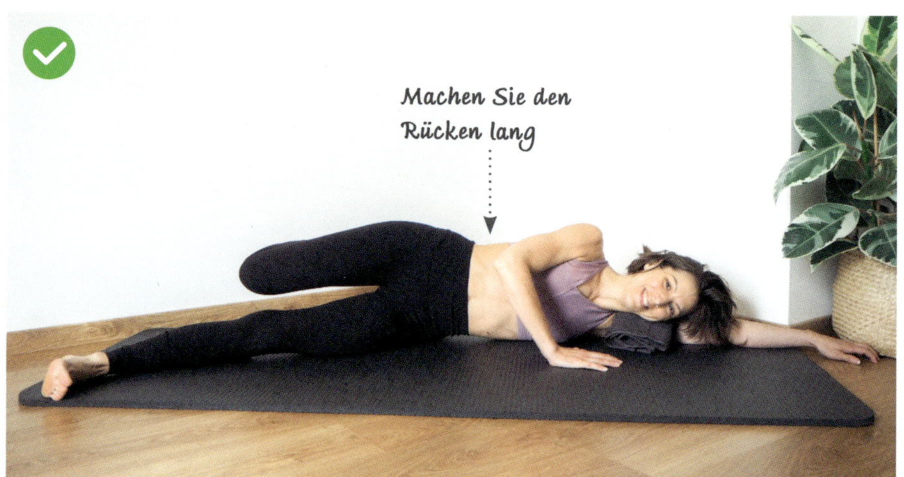

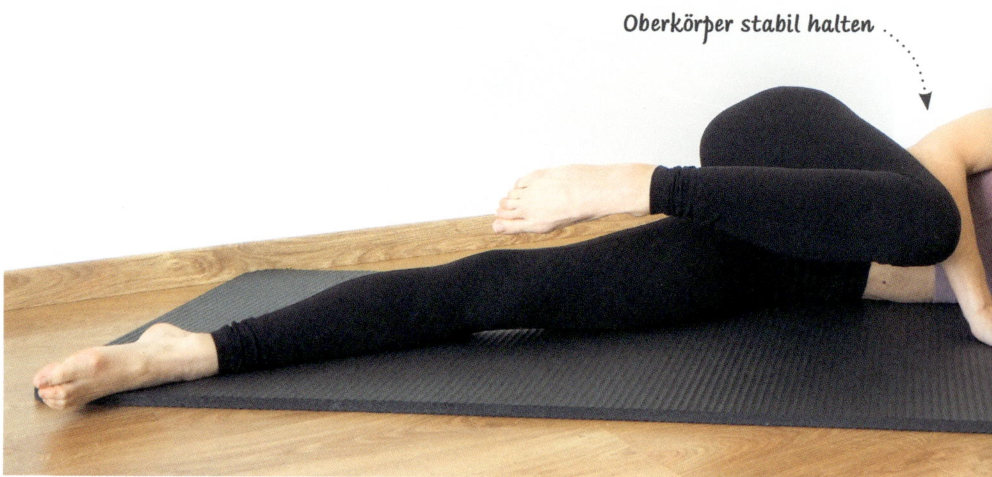

So ist es falsch (gültig für die ganze Serie):

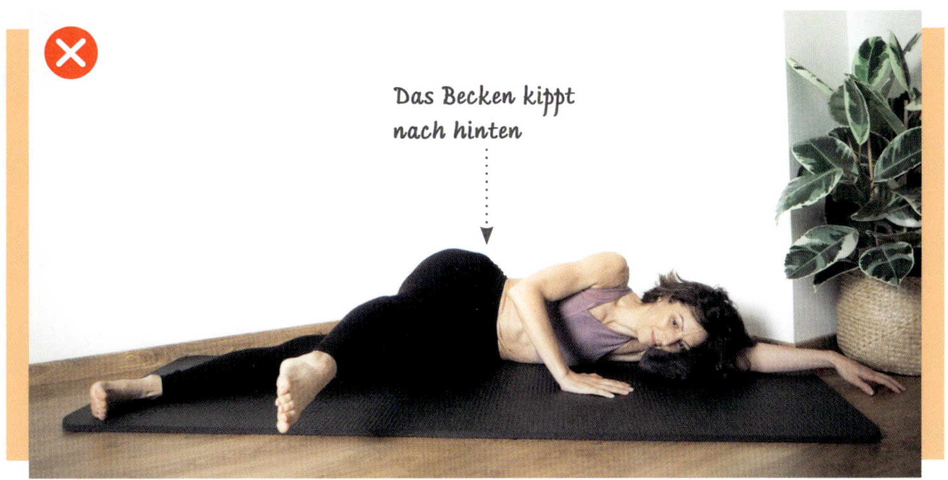

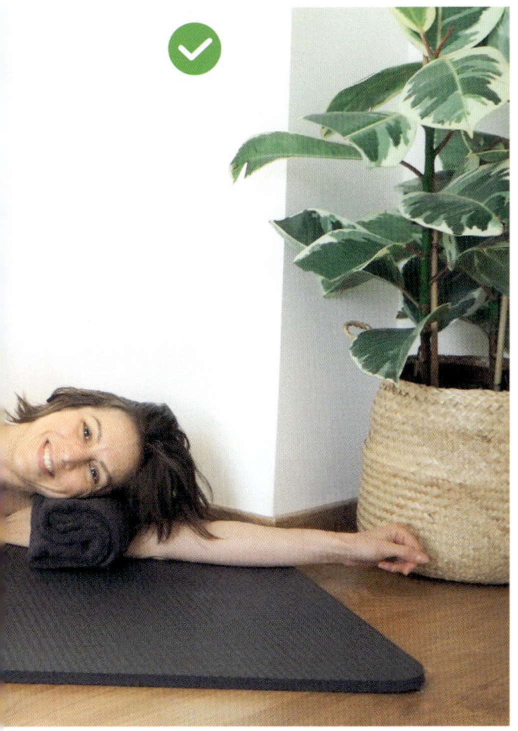

UND ... ACTION!

Atmen Sie ein und strecken Sie das obere Bein mit gestrecktem Fuß nach vorn, beugen Sie das Knie und führen Sie die Ferse desselben Fußes zum Po. Halten Sie das Knie gebeugt, während Sie das andere, hintere Bein strecken und kehren Sie dann in die Ausgangsstellung zurück.
Machen Sie die Übung auf dieser Seite dreimal und drehen Sie sich um. Das untere Bein ist wieder gestreckt. Führen Sie die Ferse an den Po, indem Sie das Knie beugen und bringen Sie das angewinkelte Bein nach vorn, bevor Sie es strecken.

ÜBERGANG

Für die Side-Kick-Serie auf der anderen Seite: Heel Beats (S. 90), dann Seitenwechsel.

Heel Beats

WIEDERHOLUNGEN:
sechzehn

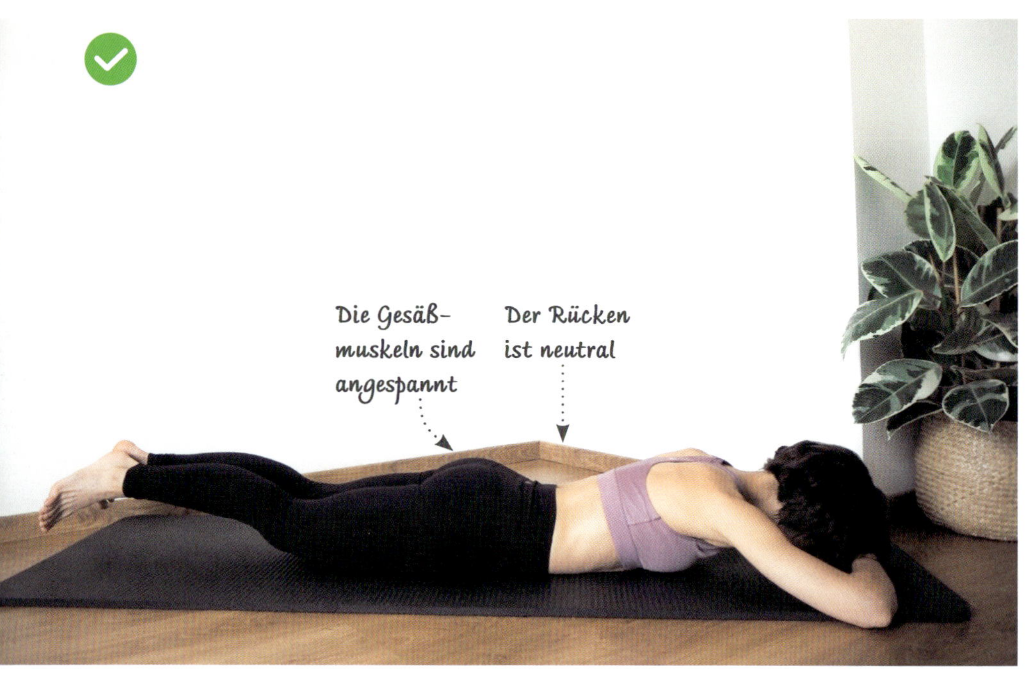

AUSGANGSSTELLUNG

Gehen Sie in die Bauchlage, die Hände sind unter der Stirn gekreuzt. Die Beine sind gestreckt und die Füße in Pilates-V-Position.

UND ... ACTION!

Atmen Sie aus, aktivieren Sie Ihr Powerhouse und heben Sie beide Beine vom Boden ab. Der Bauch bleibt eingezogen. »Applaudieren« Sie mit beiden Fersen.

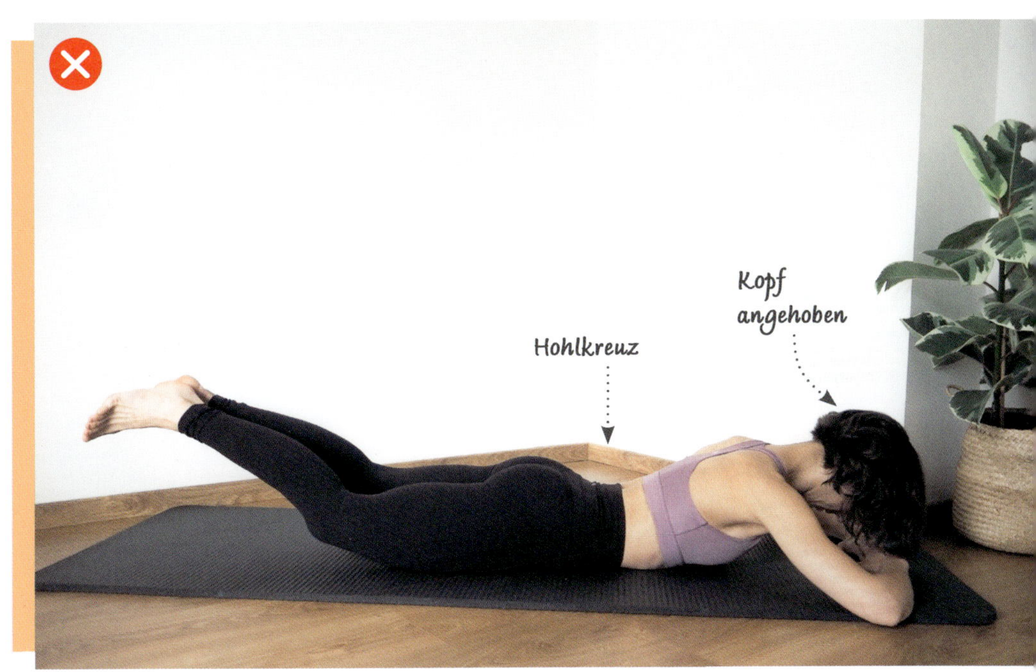

Kleines Extra

Das Aneinanderschlagen der Fersen wird von den Adduktoren an der Innenseite der Oberschenkel geleistet.

ÜBERGANG

Drehen Sie sich auf die andere Seite, um die Side-Kick-Serie auszuführen.

Teaser

WIEDERHOLUNGEN:
sechs bis acht im Wechsel

AUSGANGSSTELLUNG

Legen Sie sich auf den Rücken, die Arme sind längs des Körpers ausgestreckt. Das linke Bein ist angewinkelt und steht auf dem Boden, das rechte Bein ist nach oben gestreckt. Die Knie berühren sich.

Die Beine bewegen sich nicht:
nur der Oberkörper geht zu den
Beinen und wieder zurück

Der Rücken bleibt
lang und gerade

Rücken beim
Aufrichten verkrampft

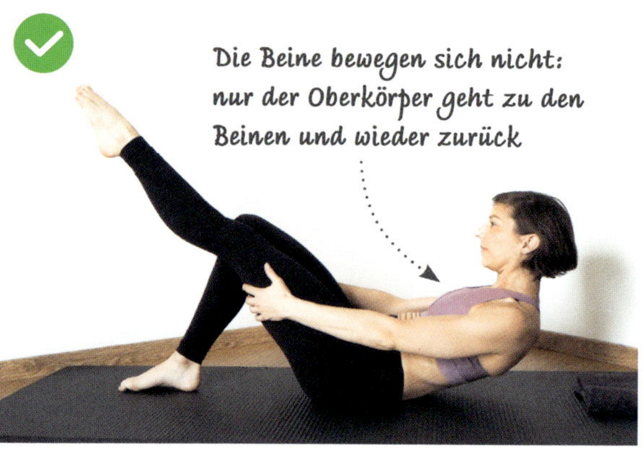

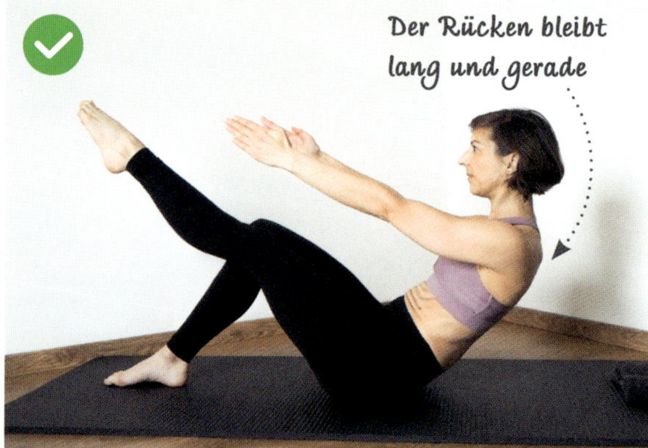

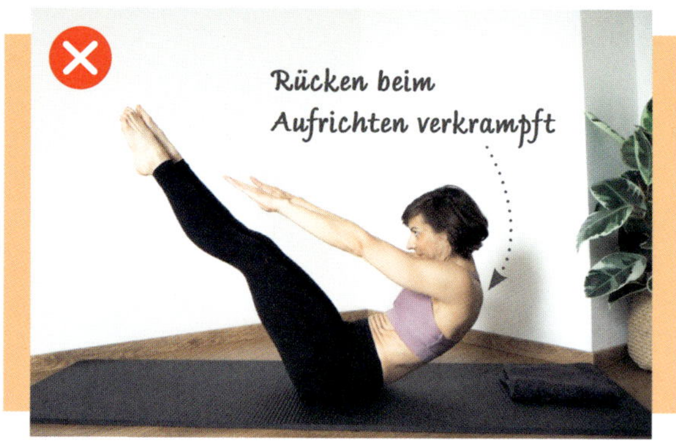

UND ... ACTION!

Atmen Sie ein, führen Sie die Arme Richtung Decke. Atmen Sie aus, führen Sie die Arme wieder nach vorn, heben Sie den Kopf an und richten Sie langsam den Oberkörper auf. Fassen Sie als Hilfe beim Aufrichten die Oberschenkel mit beiden Händen. Atmen Sie ein, strecken Sie die Arme schräg nach oben aus und atmen Sie aus, rollen Sie den Rücken auf den Boden ab. Wechseln Sie das Bein.

ÜBERGANG

Bleiben Sie auf der Matte sitzen.

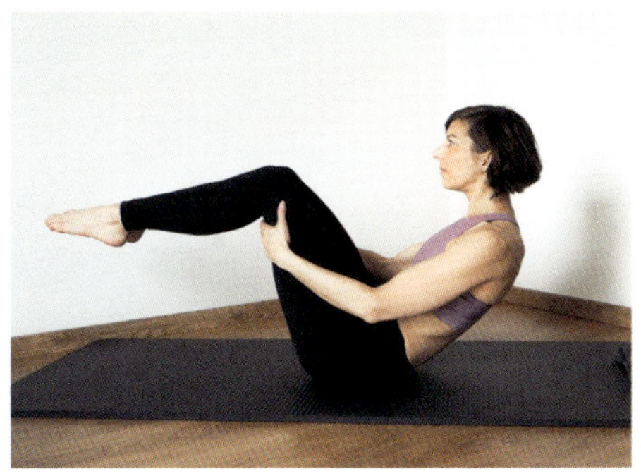

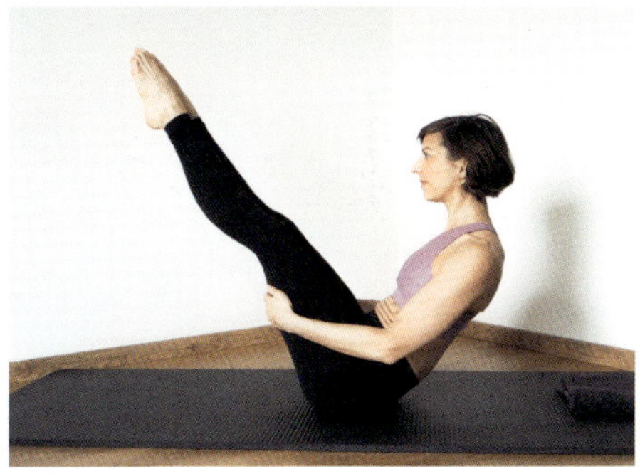

LEVELS

Level 2: Rückenlage, Beine in Table-Top-Position. Atmen Sie aus, heben Sie unter Zuhilfenahme der Hände hinter den Oberschenkeln Kopf und Oberkörper an und strecken Sie die Beine im 45-Grad-Winkel nach oben. Die Hände bleiben an den Oberschenkeln.
Level 3: Gleiche Ausgangsstellung, aber wenn Sie oben sind, strecken Sie die Arme nach vorn und die Beine in Pilates-V-Position. Legen Sie dann die Hände zurück an die Rückseite der Oberschenkel, winkeln Sie beide Beine an und rollen Sie auf der Matte ab.

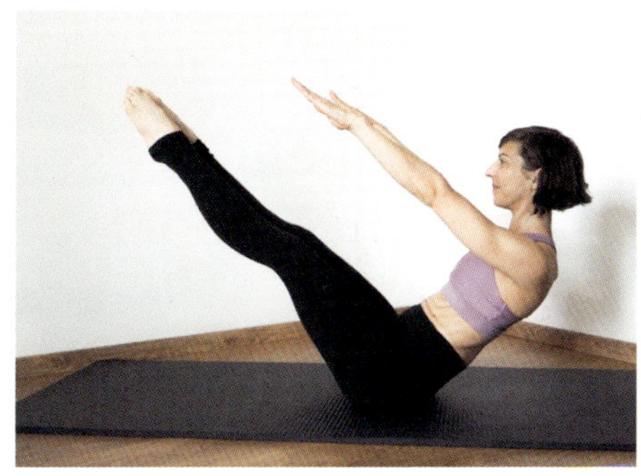

ALTERNATIV MIT ZUBEHÖR

Level 3: Pilates-Ring zwischen den Händen

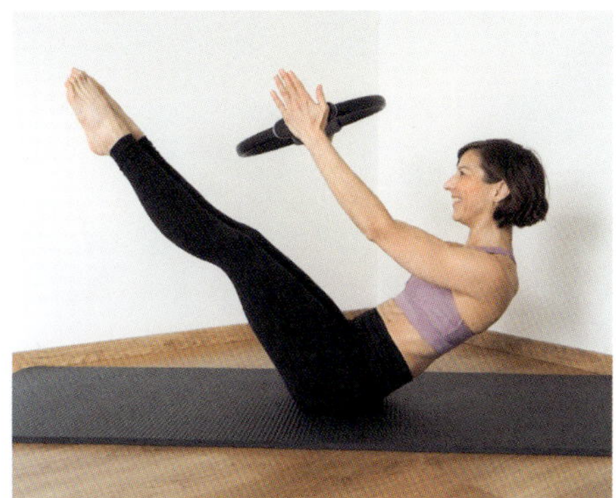

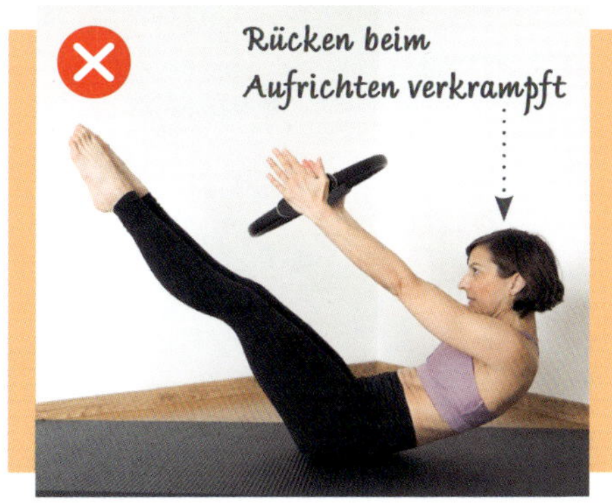

Cancan

WIEDERHOLUNGEN:
abwechselnd vier bis sechs

Vorsicht, diese Übung ist nur für Geübte geeignet.

AUSGANGSSTELLUNG

Sitzhaltung, Beine geschlossen und angewinkelt, auf den Zehenspitzen abgestützt. Die Hände sind hinter dem Rücken und nach außen gestellt.

UND ... ACTION!

Atmen Sie ein und aus, senken Sie beide Knie auf eine Seite und atmen Sie dann ein, um wieder in die Mitte zurückzukommen. Wiederholen Sie dasselbe auf der anderen Seite. Achten Sie darauf, den Oberkörper stabil zu halten.

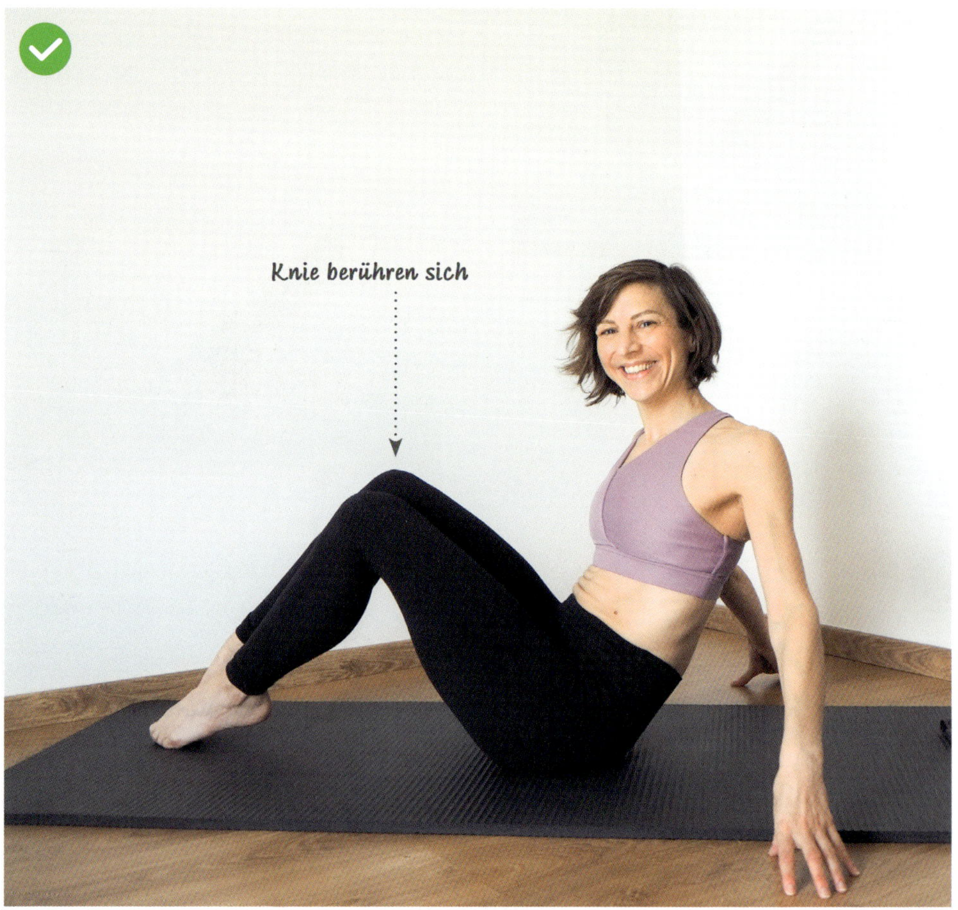

LEVELS

Level 2: Gleiche Ausgangsstellung und Ausführung, aber bei der dritten Kippbewegung wird das obere Bein schräg nach oben gestreckt. Die Knie bleiben dabei geschlossen. Winkeln Sie das Bein dann an und machen Sie erneut drei Kippbewegungen in die andere Richtung und strecken Sie das andere Bein.
Level 3: Gleiche Ausführung wie in Level 2, aber bei der dritten Kippbewegung werden nun beide Beine gestreckt.

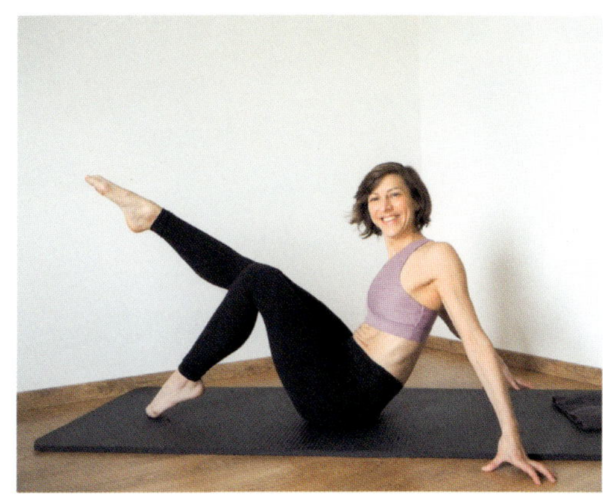

ÜBERGANG

Legen Sie beide Hände an die Seite der Matte und gehen Sie in den Vierfüßlerstand über.

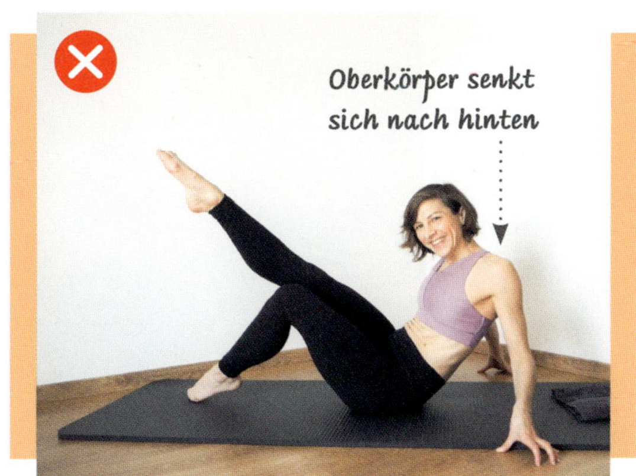

Kleines Extra
Wichtig ist, dass Sie die schrägen Bauchmuskeln spüren.

Swimming

WIEDERHOLUNGEN:
abwechselnd sechs bis zehn

Halten Sie den
Rücken neutral
Strecken Sie jeweils ein
Bein und den gegen-
überliegenden Arm

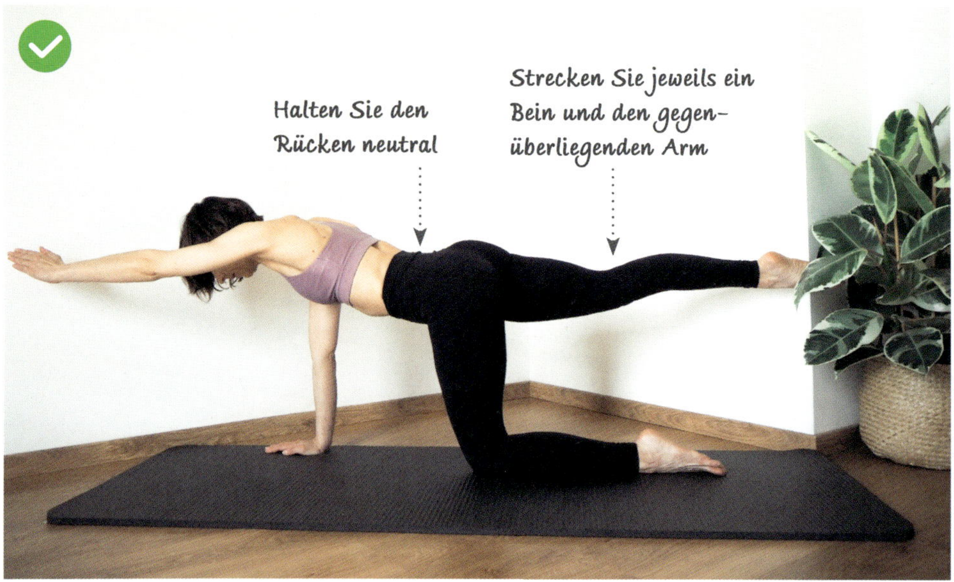

AUSGANGS-STELLUNG

Vierfüßlerstand auf der Matte, mit den Knien unterhalb der Hüften und den Händen unterhalb der Schultern.

Arm und/oder
Bein zu hoch
Hohlkreuz

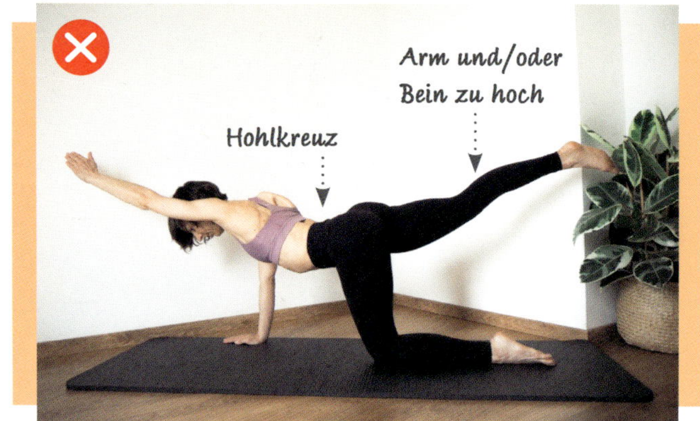

UND … ACTION!

Aktivieren Sie Ihre Körpermitte und heben Sie beim Ausatmen einen Arm und das gegenüberliegende Bein an, ohne die stabile Haltung aufzugeben. Kehren Sie dann in die Ausgangsstellung zurück und machen Sie dieselbe Übung auf der anderen Seite.

LEVELS

Level 2: Legen Sie sich auf den Bauch, die Stirn auf den gekreuzten Unterarmen auf dem Boden. Atmen Sie aus und heben Sie das rechte Bein vom Boden. Wechseln Sie dann in fließenden Bewegungen zum linken und zurück.

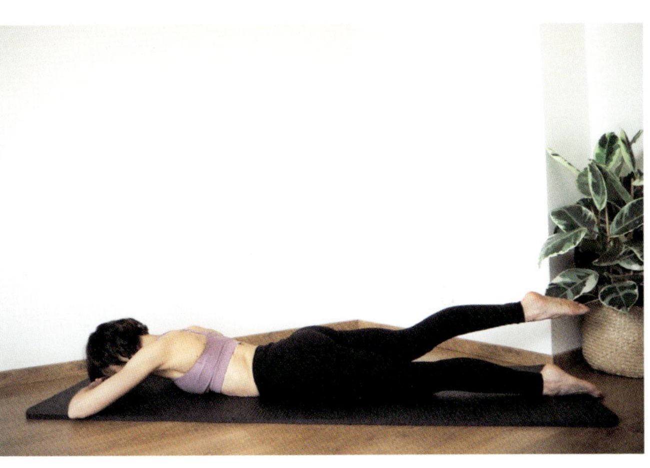

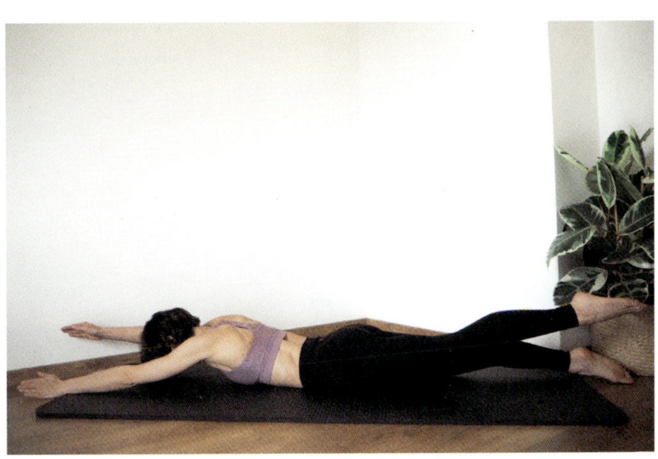

Level 3: Legen Sie sich auf den Bauch, die Arme nach vorn gestreckt. Heben Sie einen Arm und das gegenüberliegende Bein, legen Sie ab und wechseln Sie die Seite. Führen Sie die Bewegung fließend und kontrolliert aus. Atmen Sie jeweils bei jeder zweiten Bewegung ein und aus.

Kleines Extra

Wichtiger als die Höhe des Anhebens ist die Dehnung des Körpers.

ÜBERGANG

Legen Sie die Hände rechts und links neben die Schultern und gehen Sie in den Vierfüßlerstand.

Leg Pull Front

WIEDERHOLUNGEN:
vier- bis sechsmal beim Ausatmen

AUSGANGSSTELLUNG

Vierfüßlerstand, Hände unterhalb der Schultern und Knie hinter den Hüften. Die Beine sind geschlossen und die Knie bleiben am Boden. Die Ellbogen sind entspannt.

UND … ACTION!

Atmen Sie aus, während Sie die Körpermitte aktivieren, um Ihre Haltung zu stabilisieren.

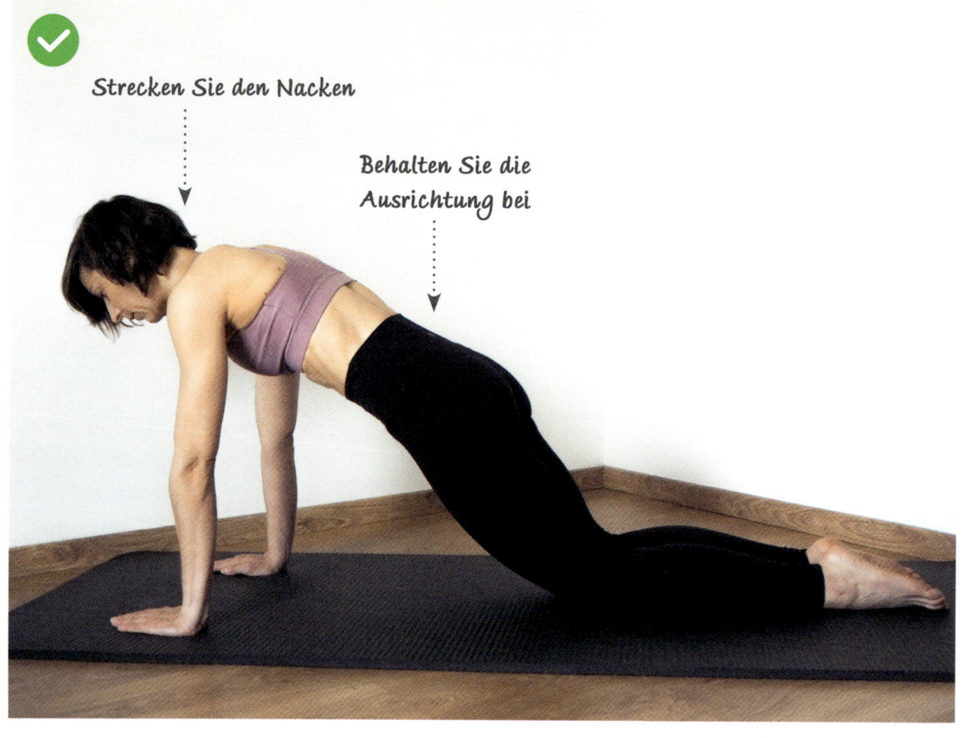

Kleines Extra

Stellen Sie sich Perlen vor, die auf Ihrer Wirbelsäule liegen und nicht herunterfallen dürfen.

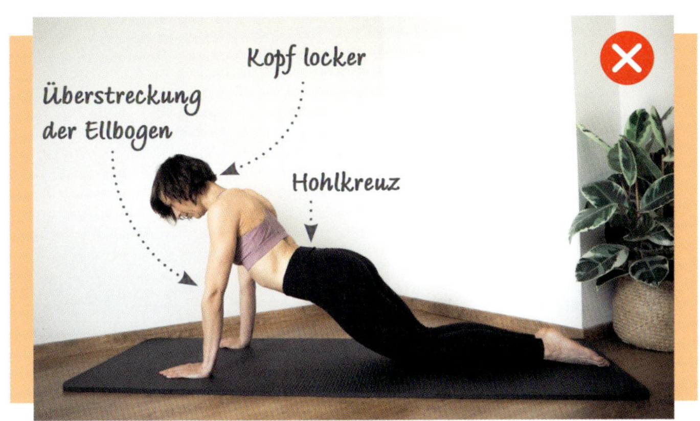

LEVELS

Level 2: Gleiche Ausführung, aber mit angehobenen Knien, die Beine in Pilates-V-Position.

Level 3: Gleiche Stellung wie in Level 2, aber beim Ausatmen wird das rechte Bein mit gestrecktem Fuß vom Boden abgehoben. Stabilisieren Sie Ihre Haltung bei ein- oder zweimaligem Ausatmen, legen Sie dann das Bein wieder ab und wechseln Sie die Seite. Wiederholen Sie diese Bewegung dreimal auf jeder Seite.

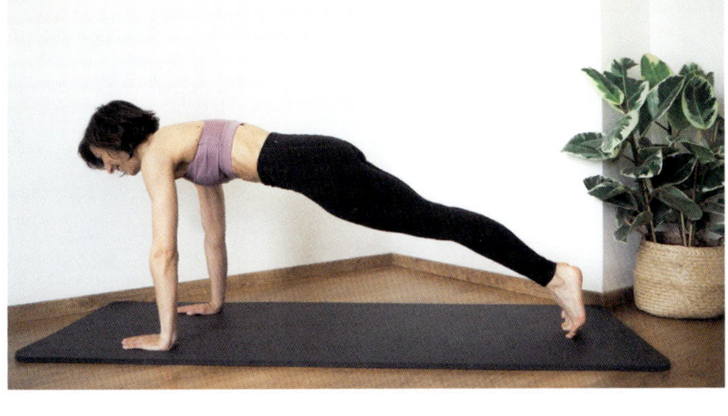

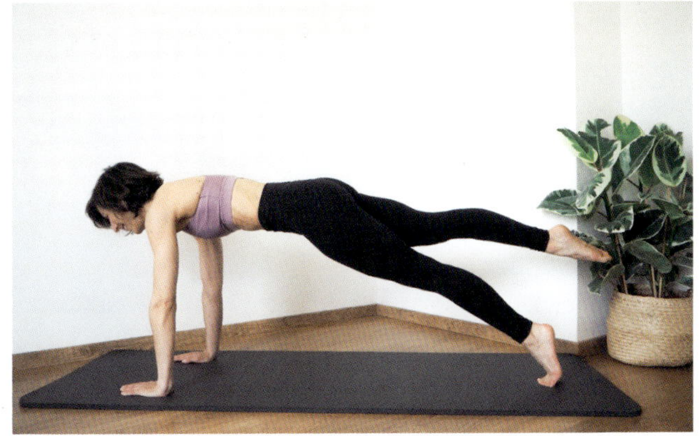

ÜBERGANG

Setzen Sie sich seitlich auf die Matte.

Side Bend

WIEDERHOLUNGEN:
drei bis fünf Atemzüge lang

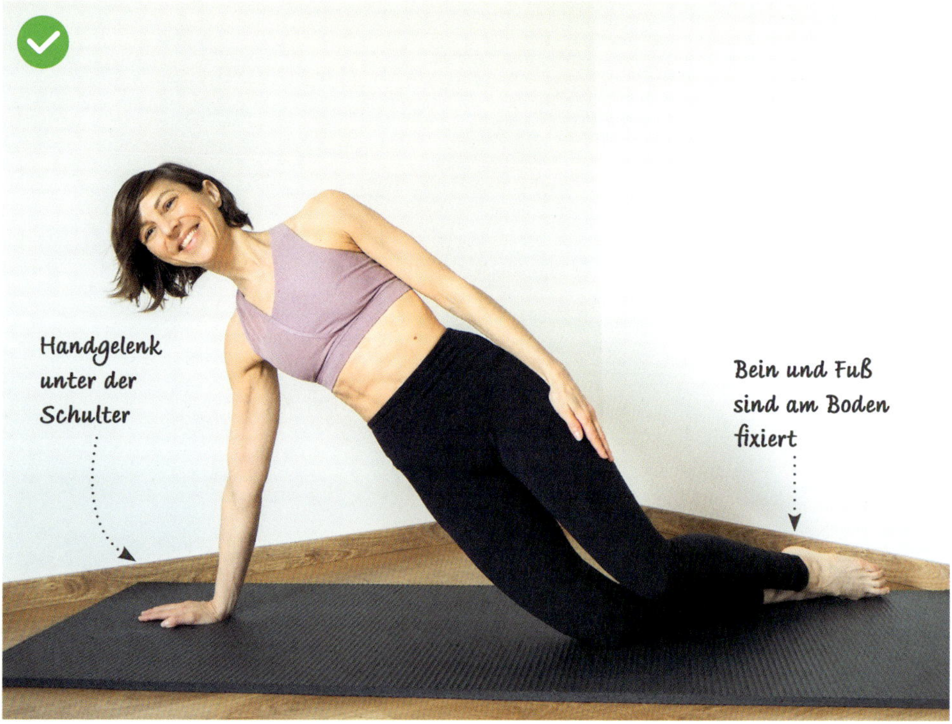

Handgelenk unter der Schulter

Bein und Fuß sind am Boden fixiert

AUSGANGS-STELLUNG

Sie liegen auf der rechten Seite, die Beine sind geschlossen und im 90-Grad-Winkel gebeugt. Die rechte Hand ist auf dem Boden vor der Schulter. Der andere Arm ist längs des Körpers gestreckt.

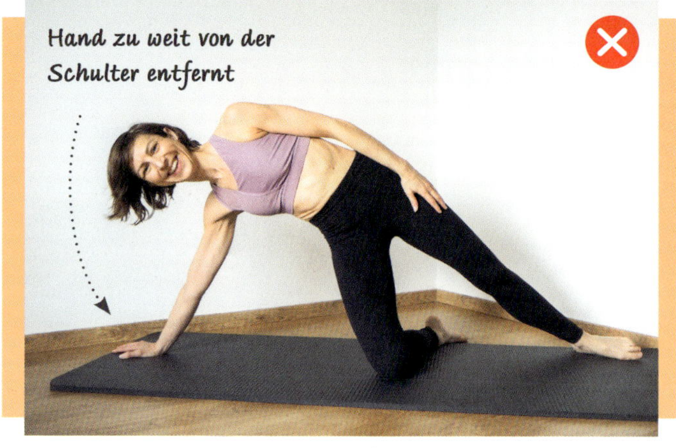

UND … ACTION!

Atmen Sie ein und aus, heben Sie Ihr Becken vom Boden und stabilisieren Sie Ihre Haltung.

LEVELS

Level 2: Gleiche Ausführung, aber mit gestrecktem oberem Bein.

Level 3: Gleiche Position wie in Level 2, aber wenn Sie oben sind, strecken Sie das untere Bein und halten die Beine geschlossen. Stabilisieren Sie Ihre Haltung.

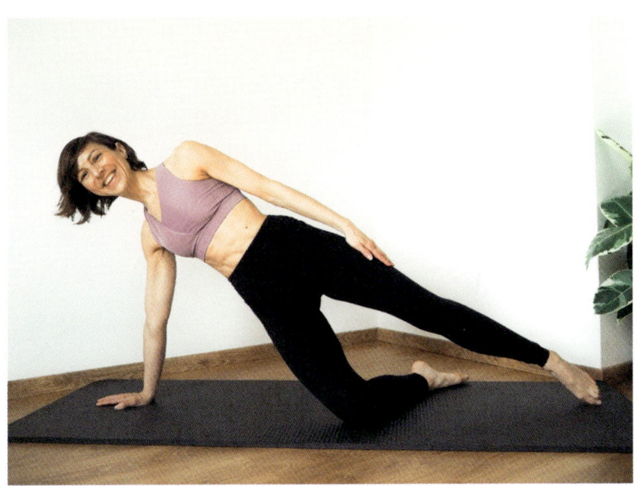

Kleines Extra

Machen Sie aus Ihrem Körper einen Regenbogen. Belasten Sie die schräge Bauchmuskulatur, indem Sie den Druck des Körpers auf die Hand am Boden verringern. Wenn das Abstützen auf der Hand zu anstrengend ist, können Sie sich auf den Unterarm stützen.

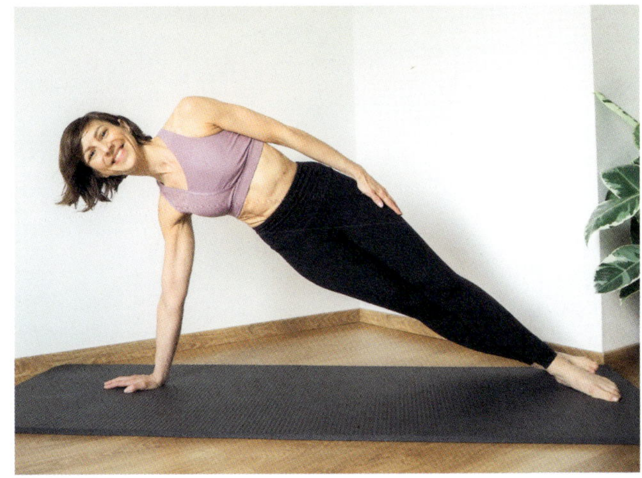

ÜBERGANG

Bleiben Sie für die nächste Übung auf der gleichen Seite.

Mermaid

WIEDERHOLUNGEN:
drei bis fünf pro Seite

AUSGANGSSTELLUNG

Sie sitzen auf der linken Gesäßhälfte, die Beine sind nach rechts angewinkelt. Die rechte Hand liegt am rechten Fußknöchel, der linke Arm streckt sich zur Decke.

Kleines Extra

Wenn Sie zu steif sind, können Sie sich mit einem Handtuch unter dem Po hochlagern.

Kopf bleibt in der Verlängerung der Wirbelsäule und wird nicht zur Seite geneigt

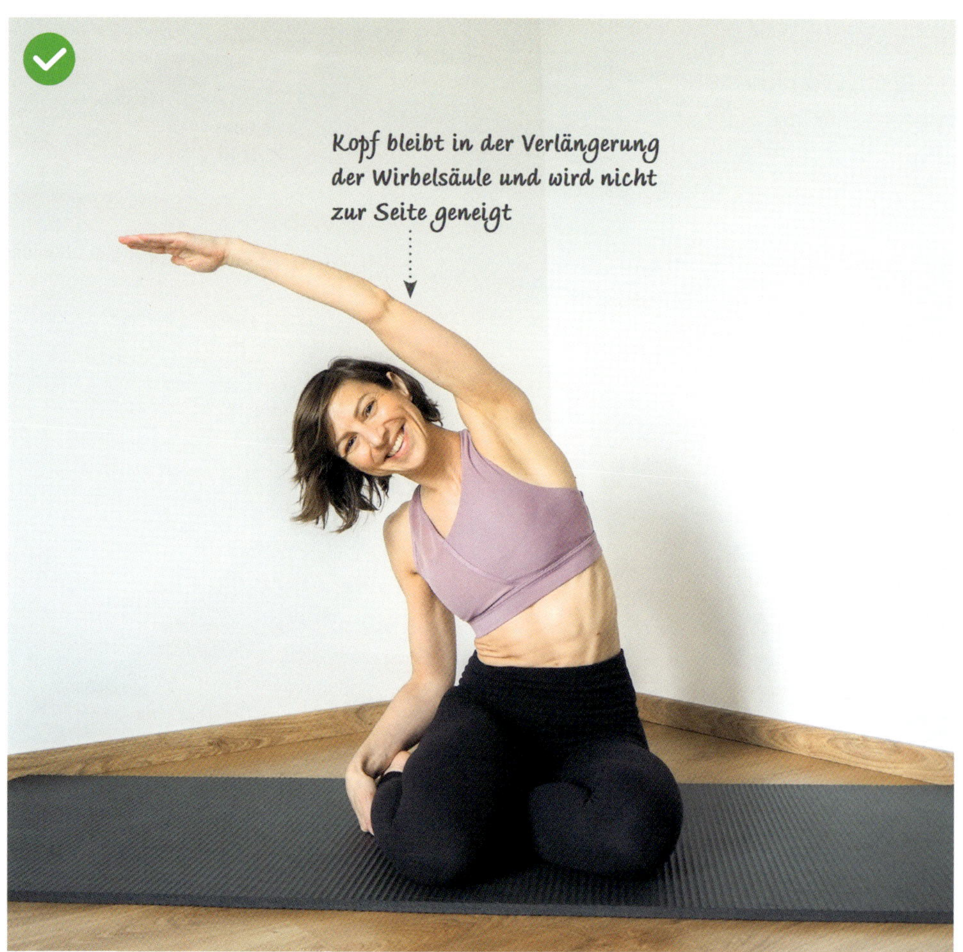

UND ... ACTION!

Atmen Sie ein, machen Sie sich größer und neigen Sie den Oberkörper beim Ausatmen nach rechts. Atmen Sie ein und kehren Sie mit dem Ausatmen in die Ausgangsposition zurück. Wechseln Sie die Seite, indem Sie die linke Hand auf den Boden abstützen und den rechten Arm zur Decke strecken, die Handfläche zum Körper gedreht. Beugen Sie den Oberkörper auf die andere Seite.
Wiederholen Sie die Übung drei- bis fünfmal, bevor Sie die Seite wechseln.

LEVELS

Level 2 und 3: Legen Sie beim Seitenwechsel den Unterarm auf den Boden.

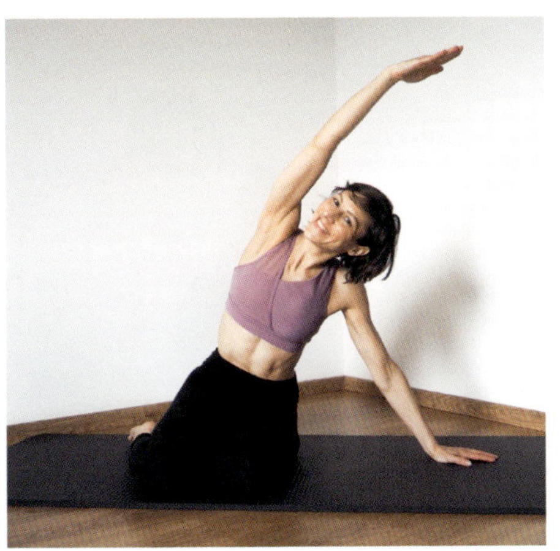

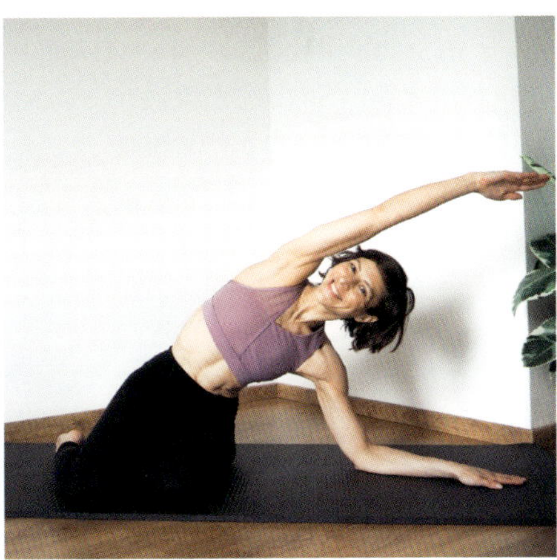

Körper krümmt sich bei der Beugung

ÜBERGANG

Generell beim Seitenwechsel: Nehmen Sie beide Hände nach hinten, strecken Sie die Beine nach vorn und positionieren Sie sie auf der anderen Seite.

ÜBERGANG

Legen Sie beide Hände nach hinten, strecken Sie beide Beine nach vorn und dann zur Seite für Side Bend und Mermaid auf der anderen Seite.

Seal

WIEDERHOLUNGEN:
fünf bis zehn

AUSGANGSSTELLUNG

Sitzhaltung, die Beine beckenweit gespreizt und angewinkelt. Fassen Sie Ihre Fußgelenke von der Innenseite der Oberschenkel aus mit den Händen, heben Sie die Füße vom Boden und halten Sie das Gleichgewicht. Stabilisieren Sie Ihre Haltung hinter den Sitzbeinhöckern, indem Sie den Bauch einziehen.

UND ... ACTION!

Atmen Sie ein, rollen Sie bis zu den Schulterblättern nach hinten, ohne den Kopf abzulegen, und atmen Sie aus, um wieder ins Gleichgewicht zurückzukommen.

Kopf auf den Boden legen
Einsinken
Schwung nehmen

Bewahren Sie die Körperhaltung während der gesamten Bewegung
Behalten Sie den Abstand zwischen Fersen und Sitzbeinhöckern bei

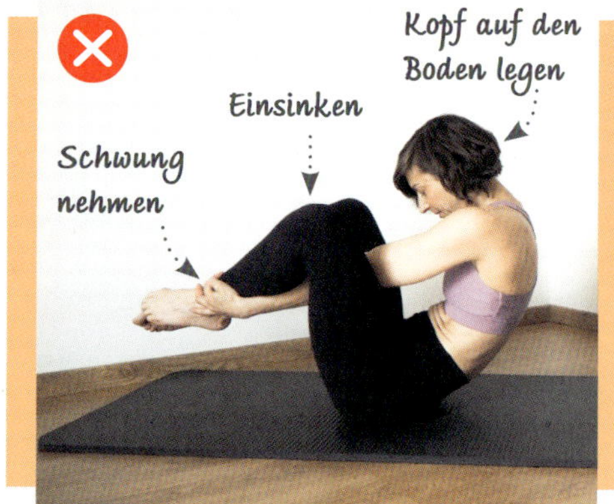

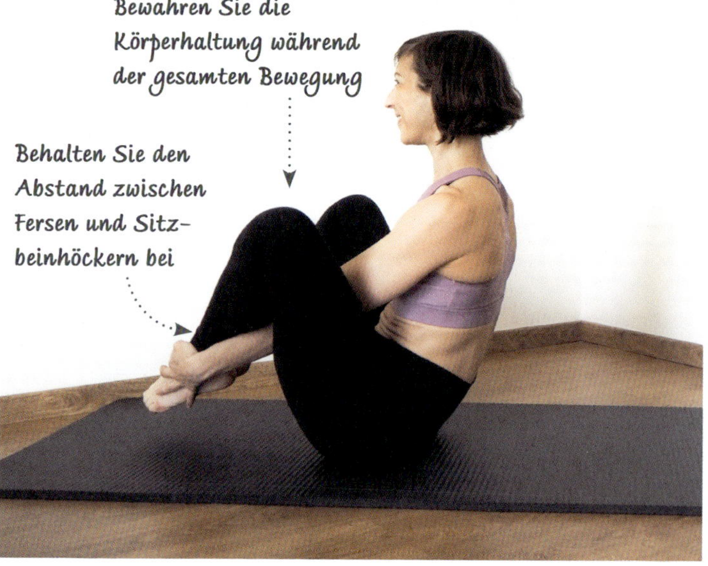

LEVELS

Level 2: Gleiche Übung, aber am Ende der Bewegung die Hüften mobilisieren und dreimal mit den Füßen klatschen.

Level 3: Gleiche Ausführung wie in Level 2, aber zusätzlich in der Mitte der Bewegung dreimal klatschen.

Kleines Extra

Stellen Sie sich vor, dass Sie sich während der gesamten Bewegung in einem großen Ballon befinden.

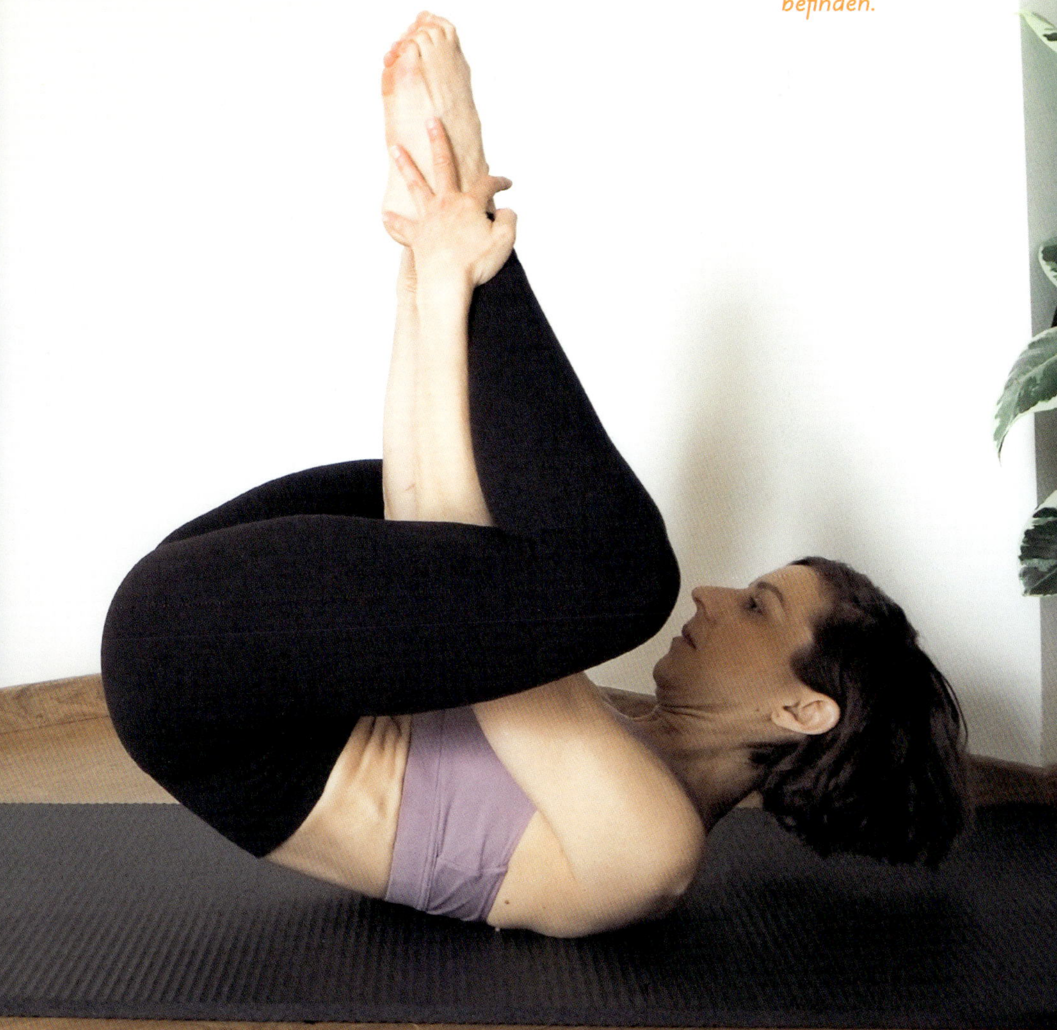

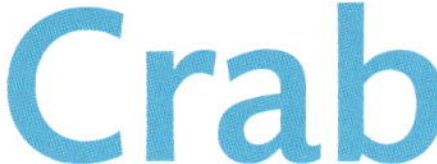

Crab

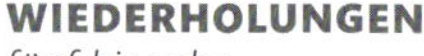

WIEDERHOLUNGEN:
fünf bis zehn

AUSGANGSSTELLUNG

Setzen Sie sich in Gleichgewichtshaltung hinter die Sitzbeinhöcker. Die Beine sind gekreuzt und die Hände an den Fußknöcheln. Finden Sie das Gleichgewicht.

UND … ACTION!

Atmen Sie ein, rollen Sie bis zu den Schulterblättern nach hinten, ohne den Kopf abzulegen. Atmen Sie dann aus, um wieder in die Ausgangshaltung zurückzukommen. Kreuzen Sie die Beine anders herum.

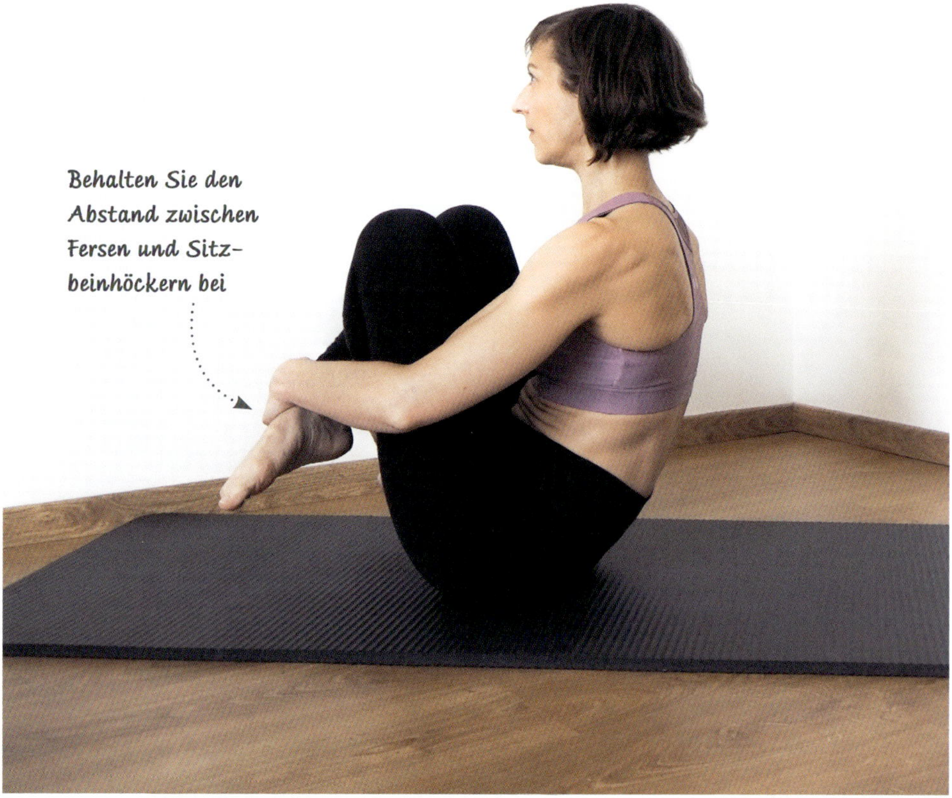

Behalten Sie den Abstand zwischen Fersen und Sitzbeinhöckern bei

LEVELS

Level 2 und 3:
Gleiche Bewegung, aber die Beine werden noch einmal gekreuzt, wenn Sie hinten sind.

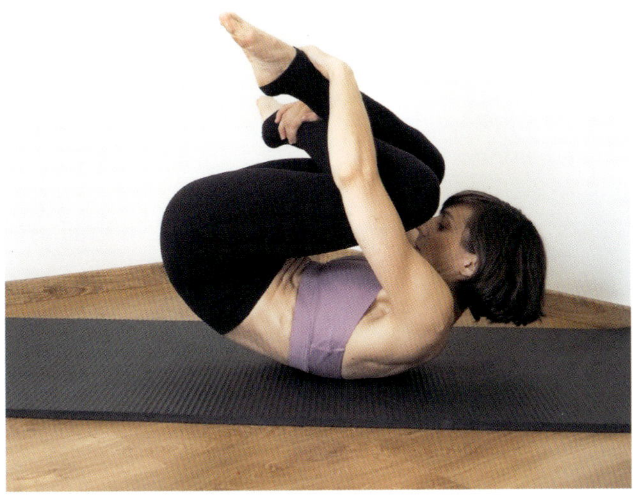

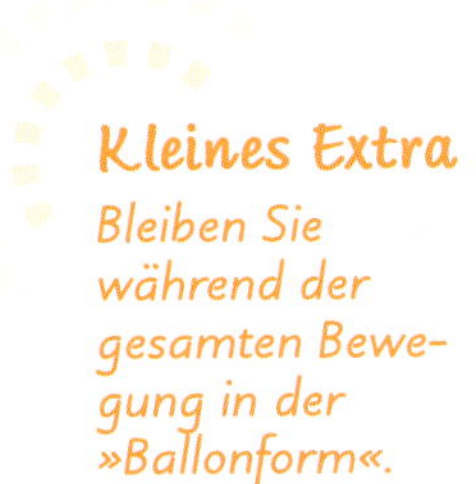

Kleines Extra

Bleiben Sie während der gesamten Bewegung in der »Ballonform«.

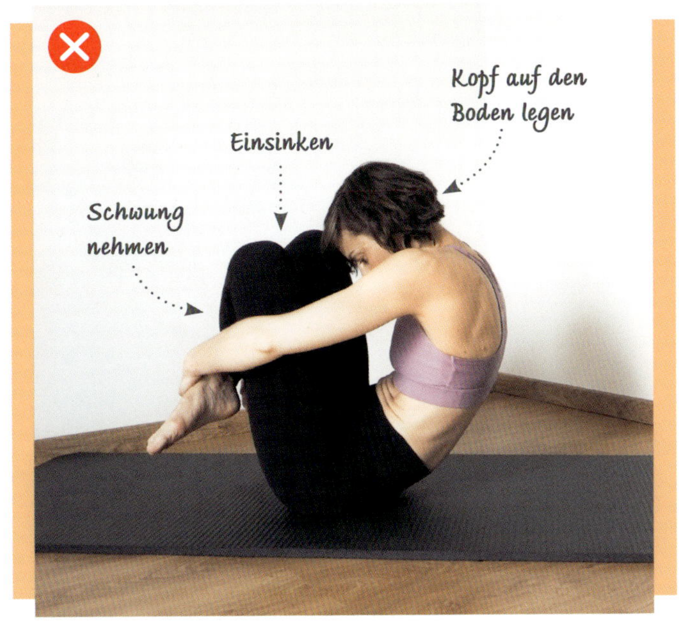

ÜBERGANG

Gehen Sie in den Kniestand..

Push Up

WIEDERHOLUNGEN:
ein bis drei Dreierserien

AUSGANGSSTELLUNG

Begeben Sie sich in die Leg-Pull-Front-Position (siehe S. 98), Knie auf dem Boden, Beine geschlossen.

UND ... ACTION!

Atmen Sie ein, dann aus, machen Sie drei Trizeps-Liegestütze indem Sie die Arme entlang der Rippen anwinkeln. Die Ellbogen sind parallel zum Boden. Atmen Sie beim Tiefergehen ein und beim Hochgehen aus.

Hohlkreuz

Scheitelpunkt in Verlängerung der Wirbelsäule
Halten Sie die Ellbogen eng am Körper

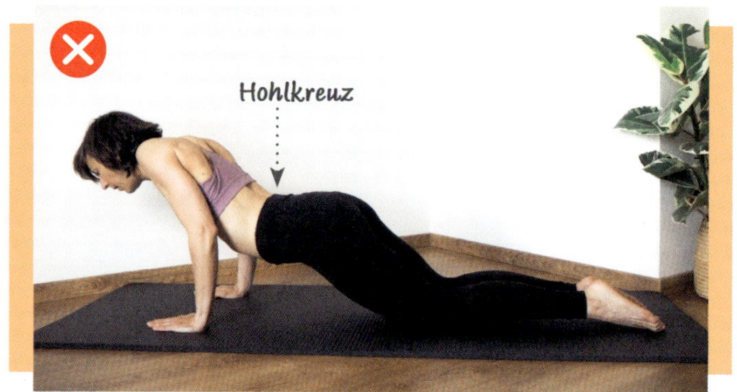

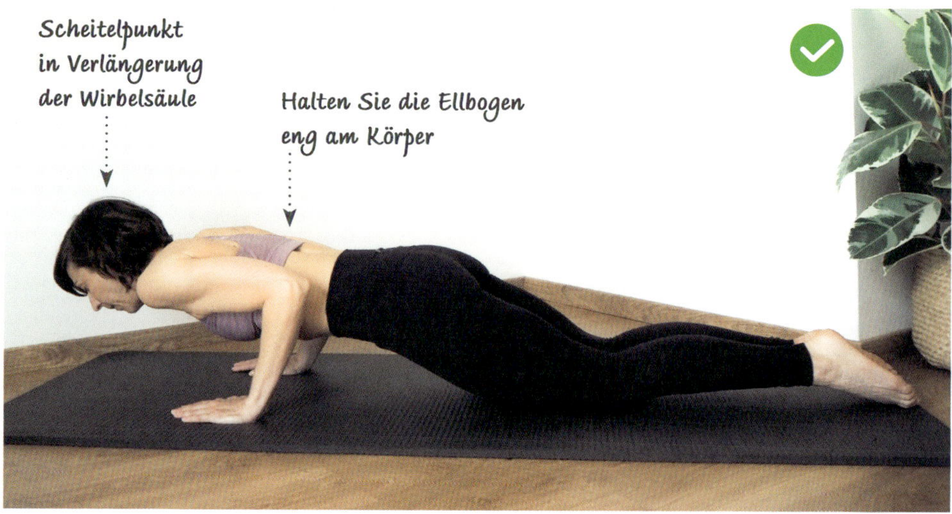

LEVELS

Level 2 und 3: Machen Sie die Liegestütze mit gestreckten Beinen.

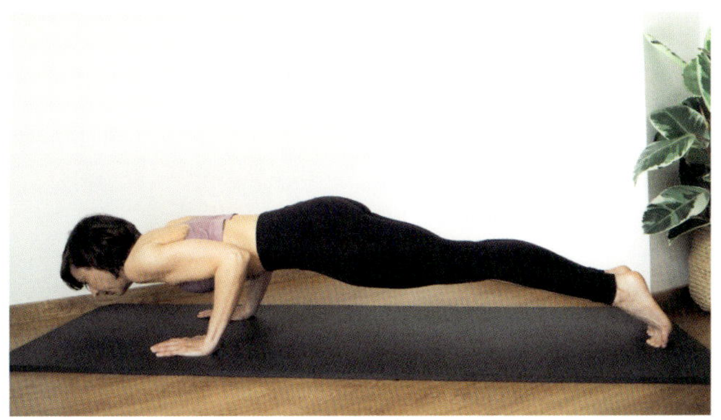

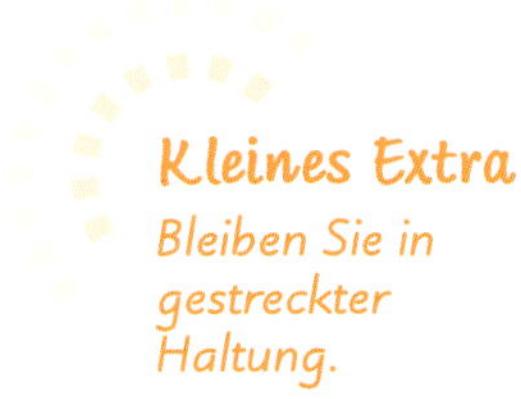

Kleines Extra

Bleiben Sie in gestreckter Haltung.

ALTERNATIV MIT ZUBEHÖR

Legen Sie den Pilates-Ring unter das Brustbein, um die Auf- und Abwärtsbewegung beim Liegestütz zu erleichtern. Nehmen Sie beim Liegestütz den Softball zwischen die Schenkel.

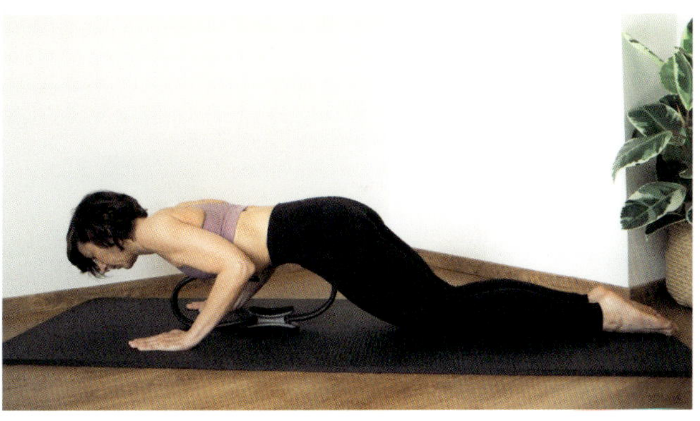

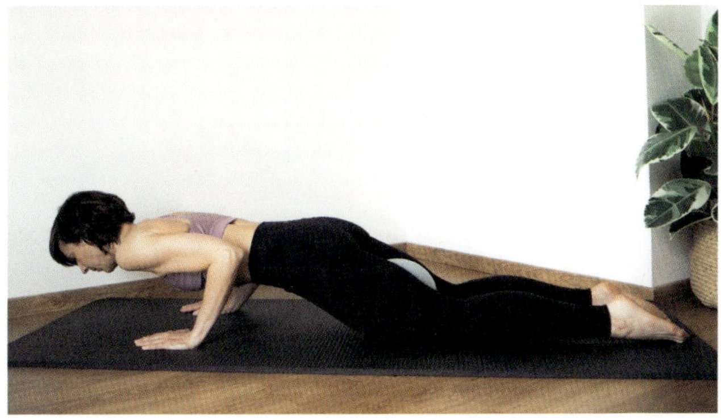

DIE SITZUNGEN

Nach einer Pilates-Sitzung wissen Sie nun, dass es darum geht, die Gesamtheit der Übungen in einer bestimmten Reihenfolge und mit einer bestimmten Anzahl von Wiederholungen auszuführen. Dabei sind je nach Ihrem Level bestimmte Übungen nicht einbezogen, und die Anzahl von Wiederholungen kann variieren.

Für den Fall, dass Ihnen die Zeit fehlt oder Sie sich gezielt auf eine bestimmte Muskelgruppe konzentrieren wollen oder Sie gerade nicht viel Energie haben (das kann passieren und ist nicht schlimm), schlage ich Ihnen hier sehr kurze Sitzungen vor, mit denen Sie Ihre Übungen variieren können. Ob mit oder ohne Zubehör, hier finden Sie, was Sie für Ihr Glück brauchen!

Die Sitzungen gehen aus dem klassischen Pilates-Unterricht hervor und sie ermöglichen es Ihnen, auf spielerische Weise Ihr Training zu variieren und herauszufinden, wie Ihr Körper funktioniert und auf die Übungen reagiert.

Das Ziel dieser Sitzungen ist es, die Übungen flüssig aneinanderzureihen. Aus diesem Grund ist ihre Anzahl auch begrenzt. Vergessen Sie nicht, ein paar Übungen zum Aufwärmen zu machen, bevor Sie loslegen (siehe S. 27).

Nach Themen

BEINE UND PO

1 BIS 2 RUNDEN

Die ideale Sitzung, um auf effektive Weise den Unterkörper zu formen.

1. Shoulder Bridge (siehe S. 74)

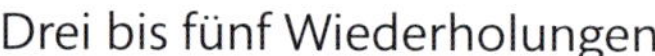
Drei bis fünf Wiederholungen

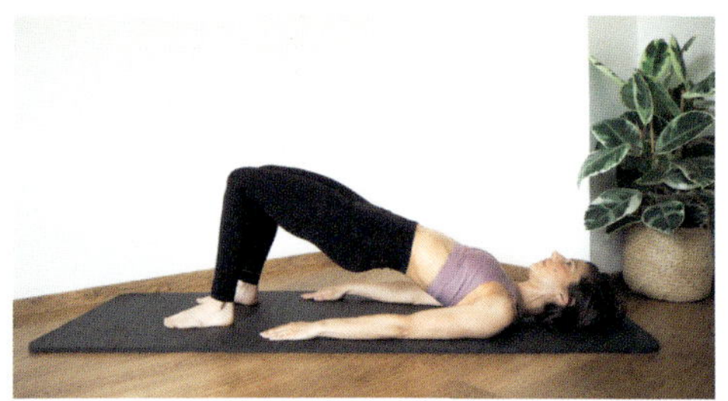

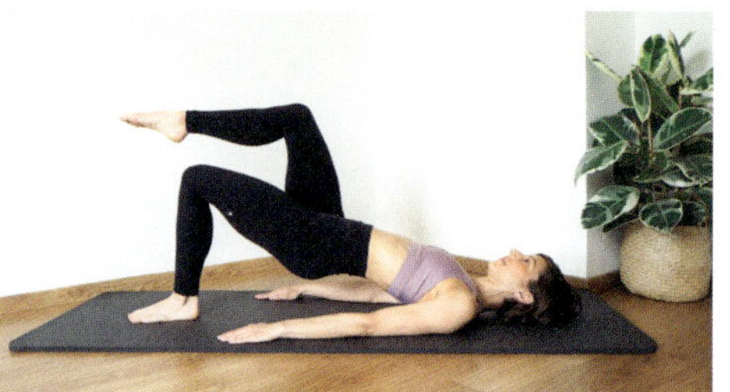

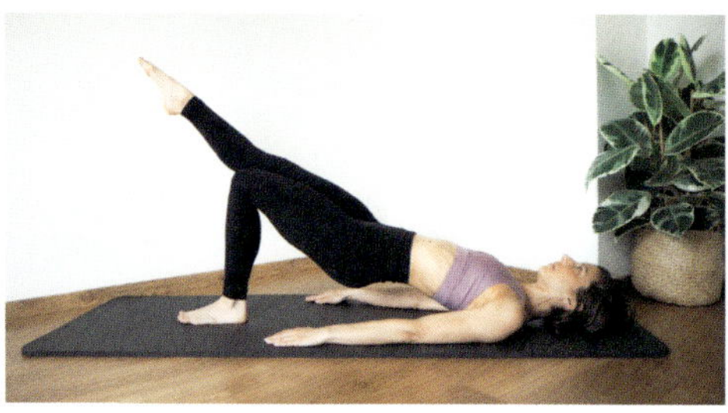

2. Side Kick Front and Back (siehe S. 82)

Fünf bis zehn Wiederholungen

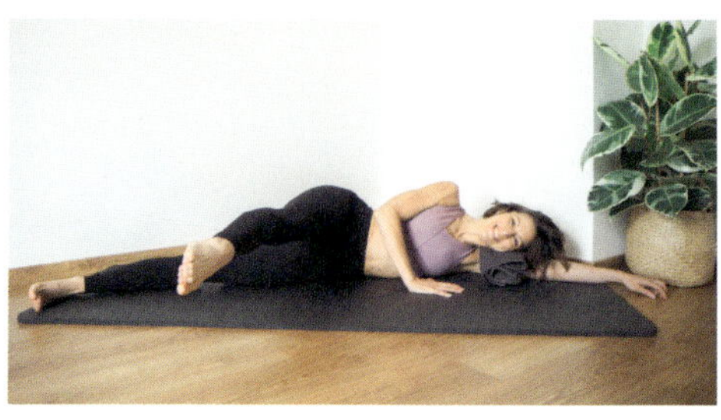

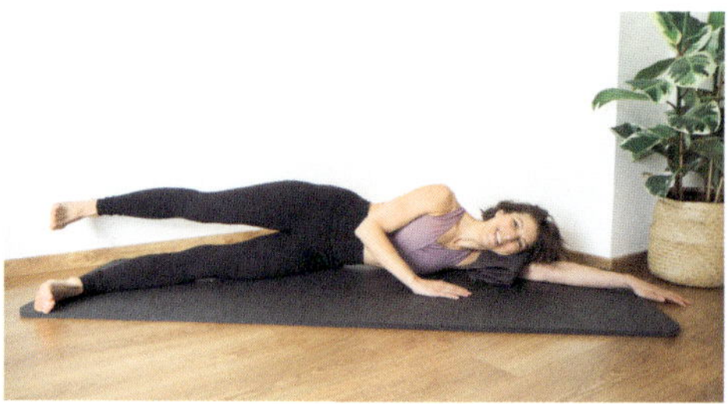

3. Side Kick Up and Down (siehe S. 84)

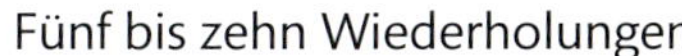
Fünf bis zehn Wiederholungen

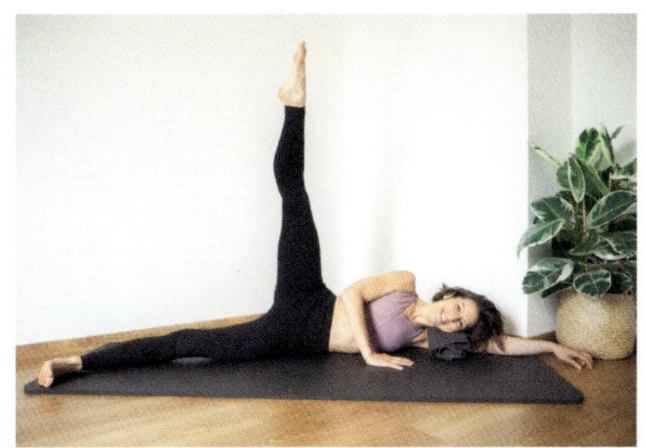

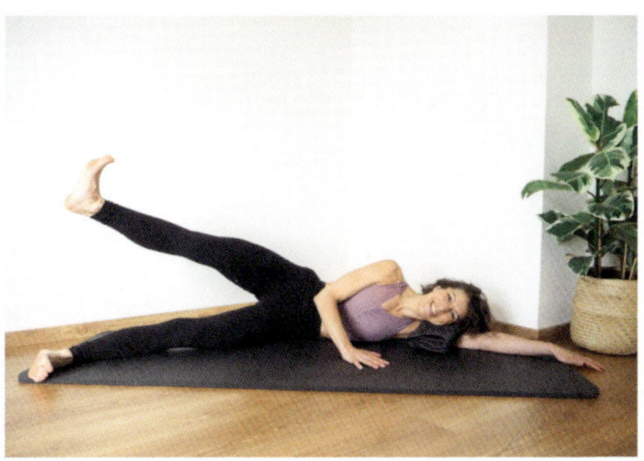

4. Heel Beats (siehe S. 90)
Sechzehn Wiederholungen

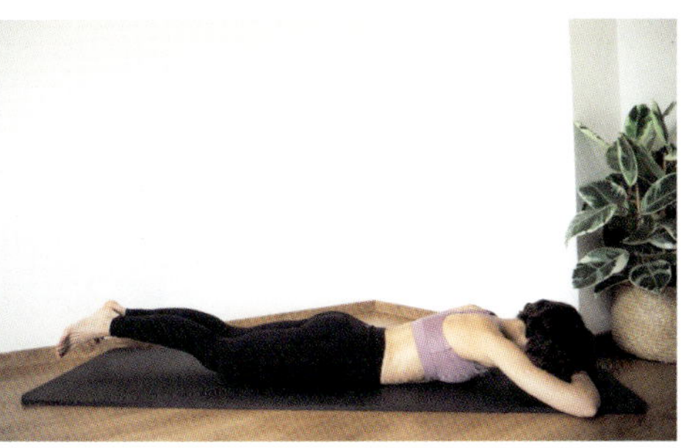

5. Swimming (siehe S. 96)

Sechs bis zehn Wiederholungen im Wechsel

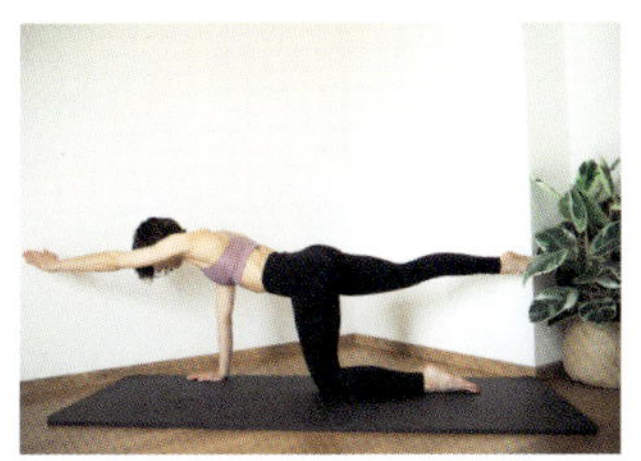

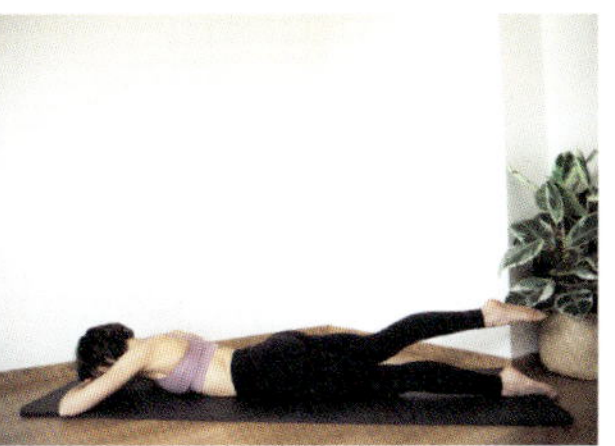

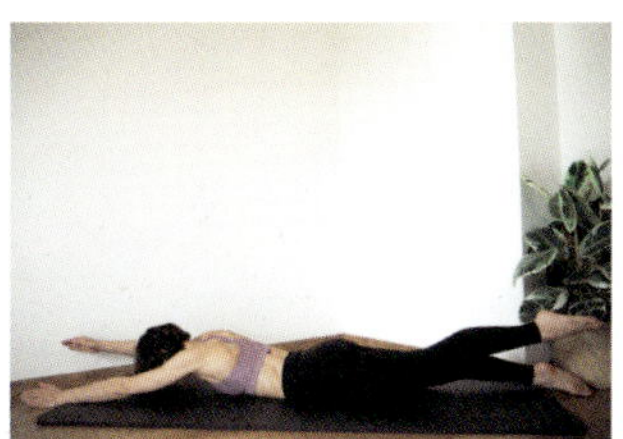

Beweglichkeit des Rückens

1 BIS 2 RUNDEN

Eine Sitzung, die Ihren Rücken geschmeidig macht und Ihre Beweglichkeit verbessert

1. Roll Up (siehe S. 40)

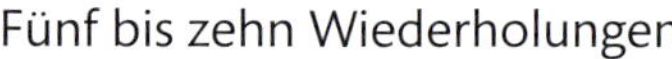

Fünf bis zehn Wiederholungen

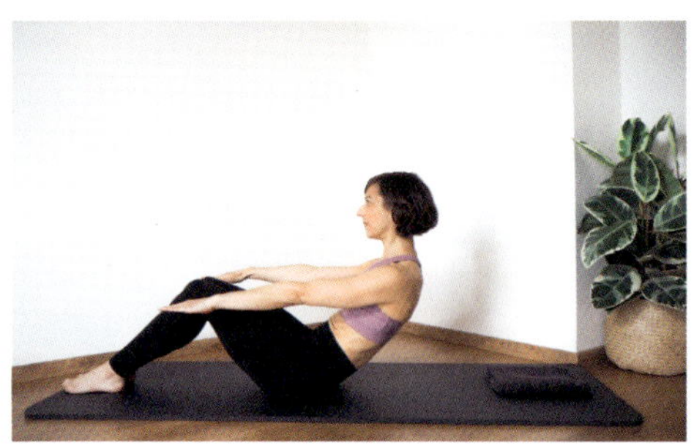

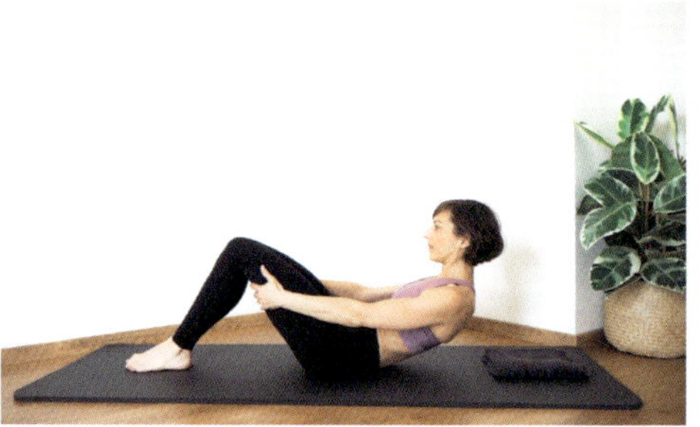

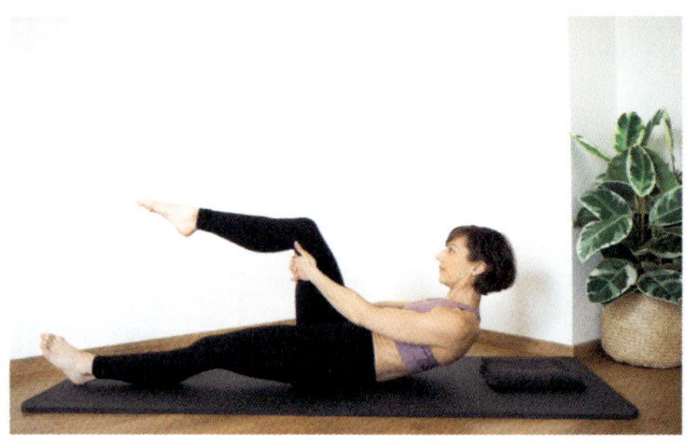

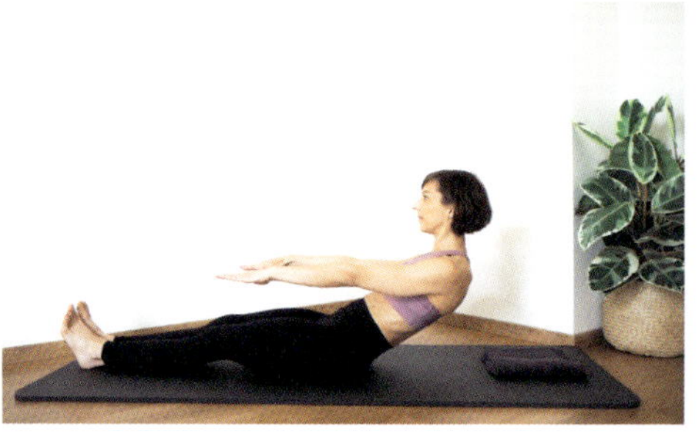

2. Rolling like a ball (siehe S. 46)

Fünf bis zehn Wiederholungen

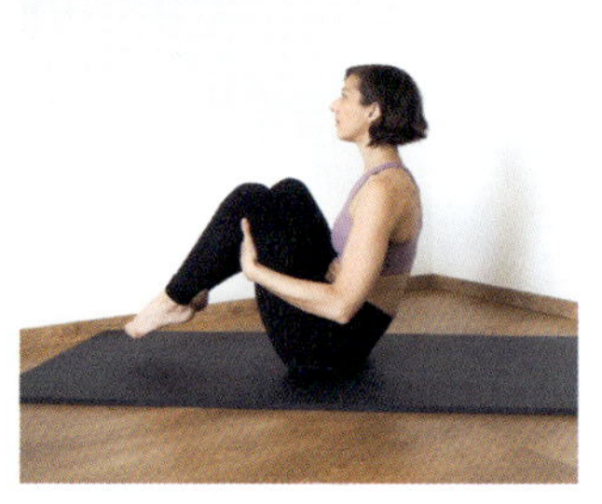

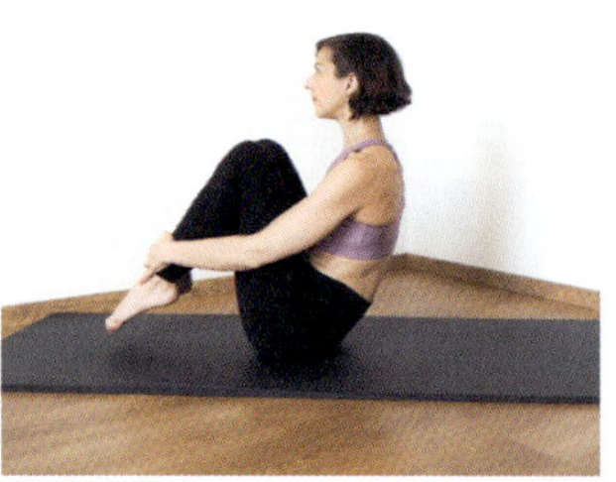

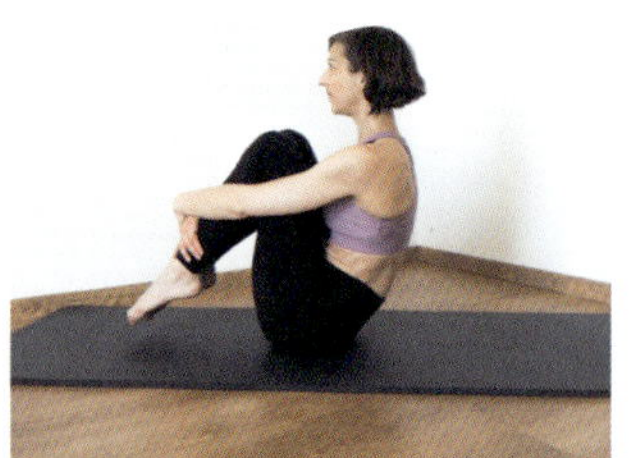

3. Spine Stretch (siehe S. 58)

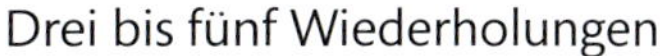

Drei bis fünf Wiederholungen

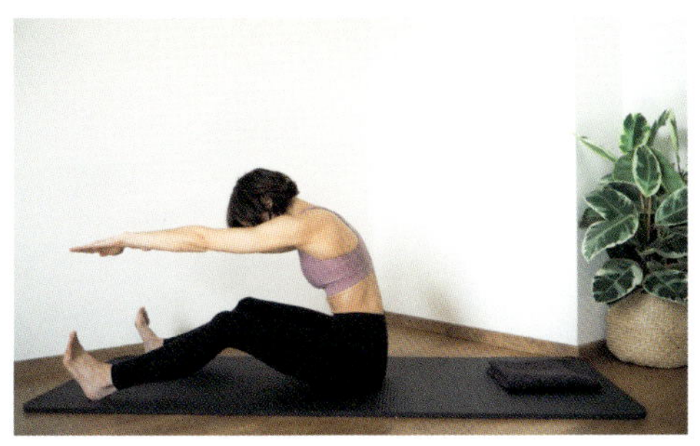

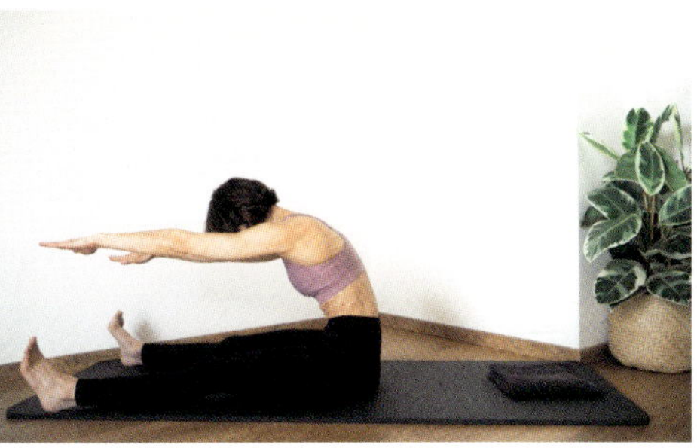

4. Shoulder Bridge (siehe S. 74)

Drei bis fünf Wiederholungen

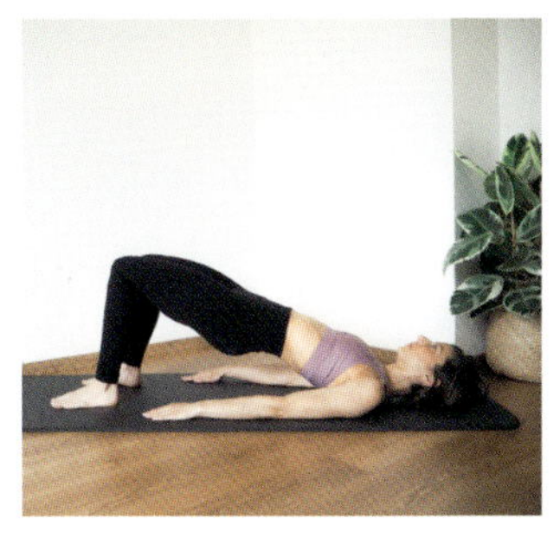

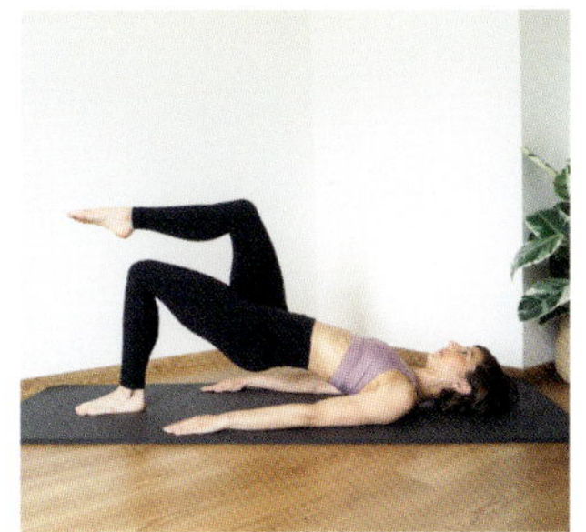

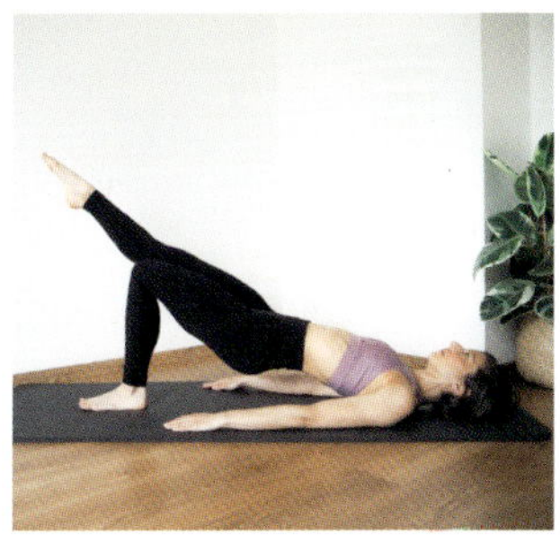

5. Seal (siehe S. 104)

Fünf bis zehn Wiederholungen

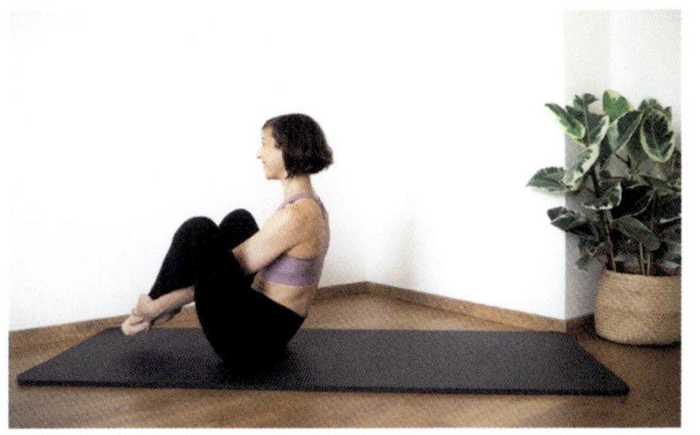

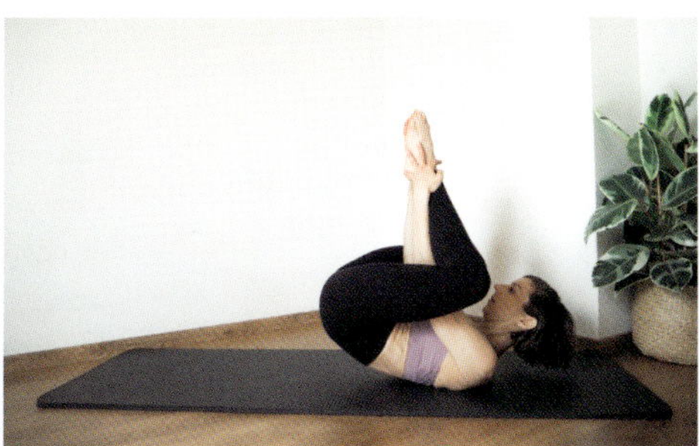

BEINE : 1 BIS 2 RUNDEN

Wer hat behauptet, dass Beine und Bauchmuskeln nicht gut zusammenarbeiten? Diese Sitzung beweist das Gegenteil!

1. One Leg Circle (siehe S. 44)

Drei bis fünf Kreise in einer Richtung, dann drei bis fünf in der anderen. Wechseln Sie das Bein.

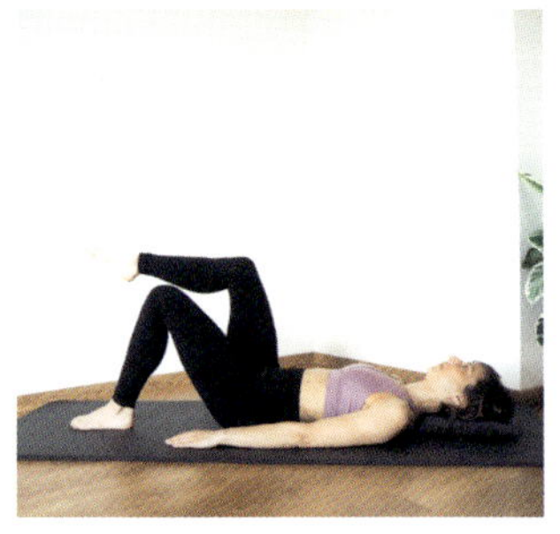
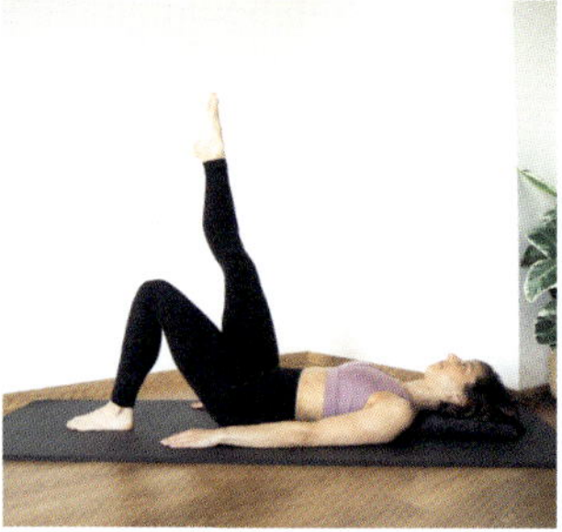
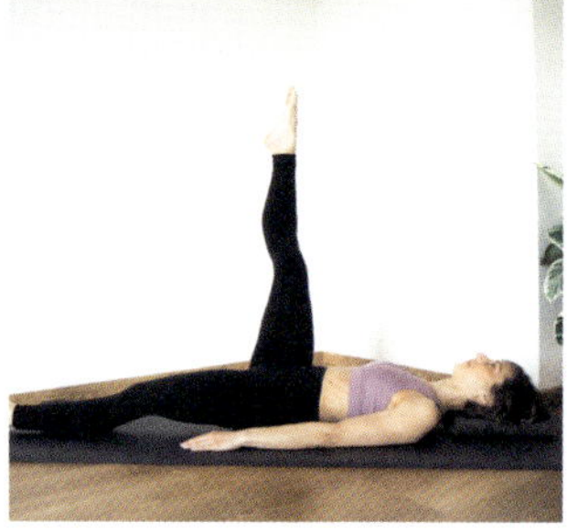

2. Single Leg Stretch (siehe S. 48)

Sechs bis zehn Wiederholungen im Wechsel

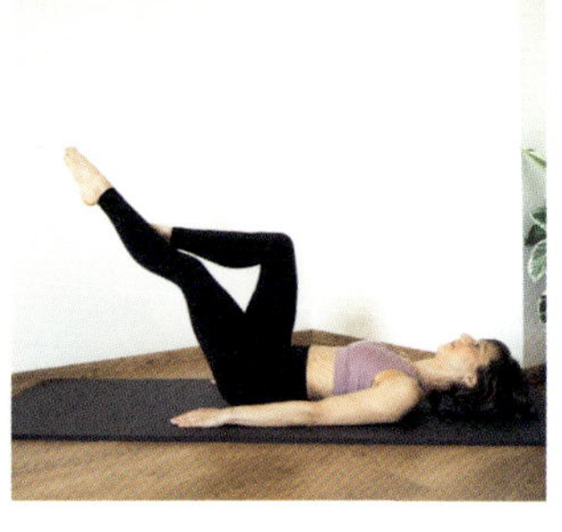
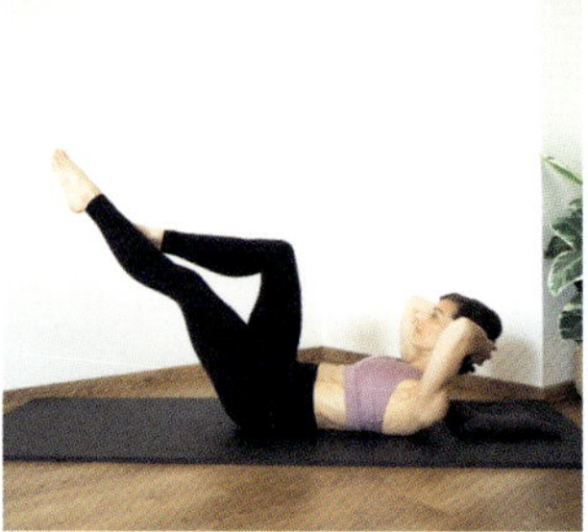
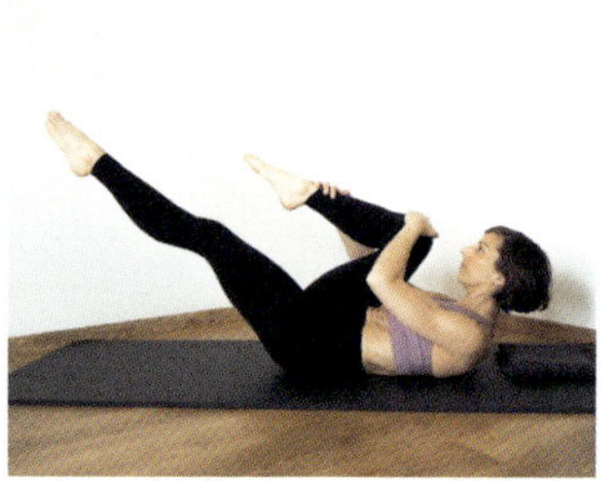

3. Double Leg Stretch (siehe S. 50)

Sechs bis zehn Wiederholungen

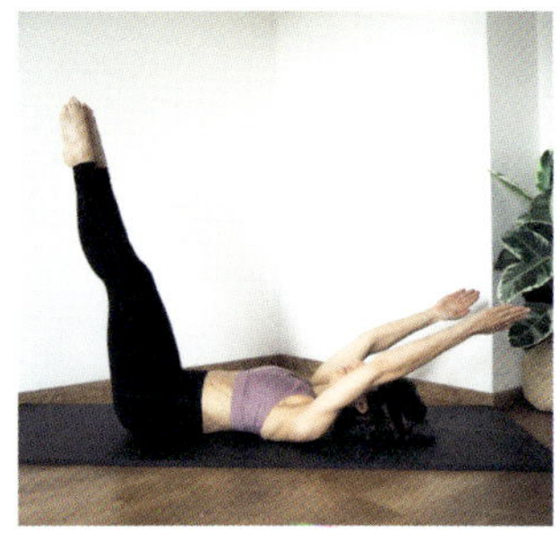
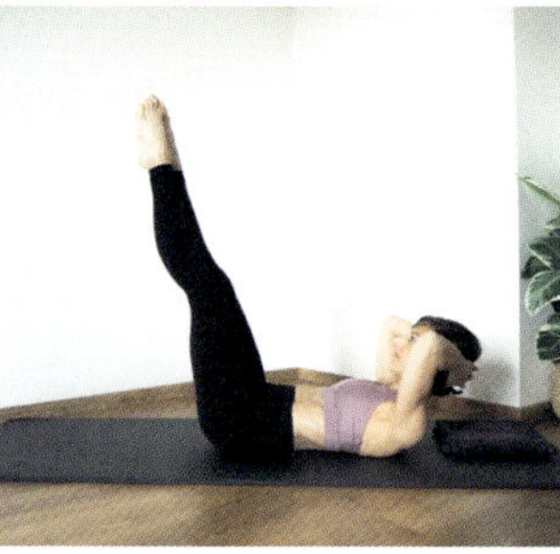
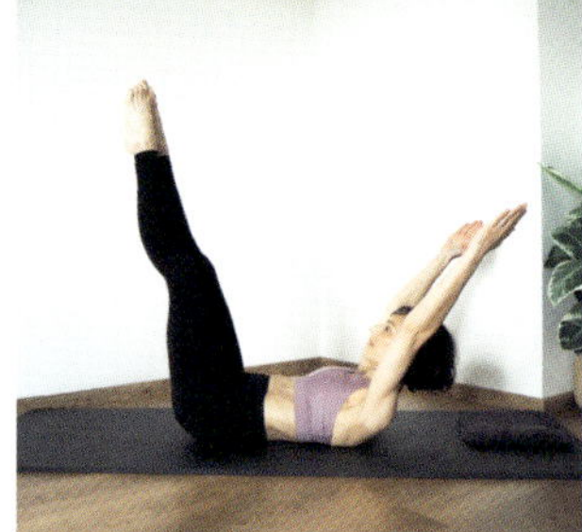

4. **Scissors** (siehe S. 52)

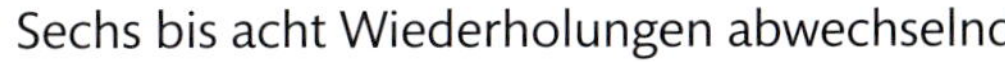
Sechs bis acht Wiederholungen abwechselnd

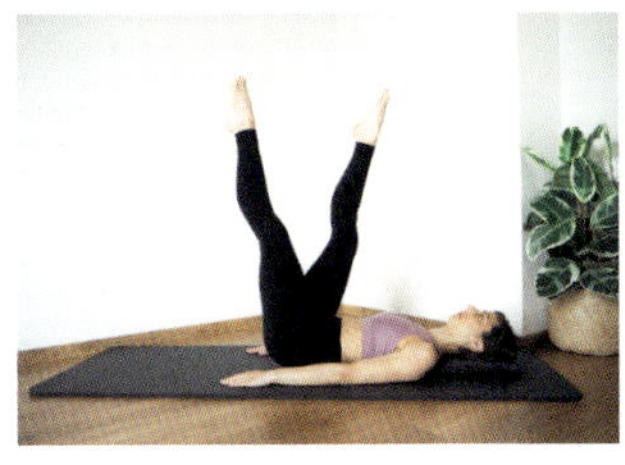
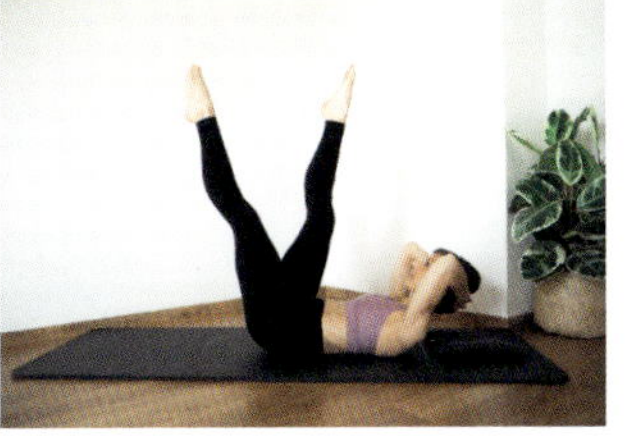
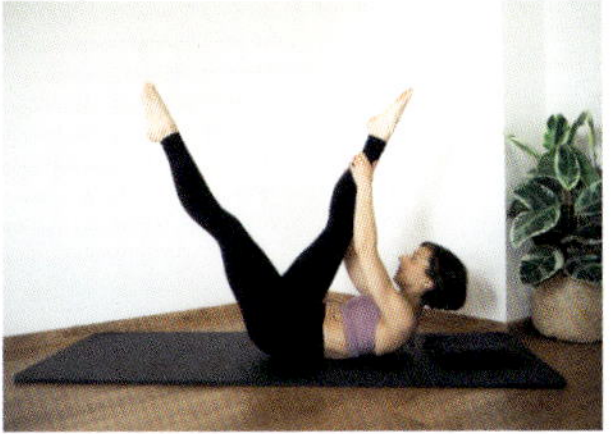

5. **Open Leg Rocker** (siehe S. 60)

Fünf bis zehn Wiederholungen im Wechsel
oder fünfmal beide auf einmal

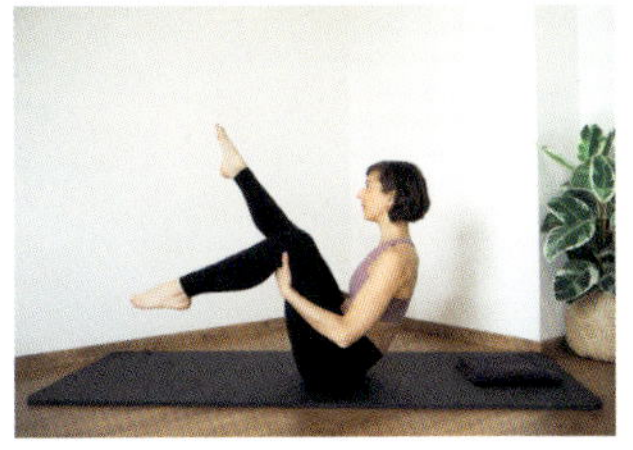
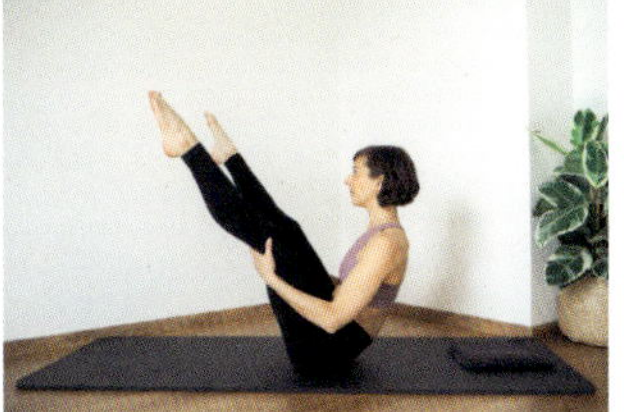
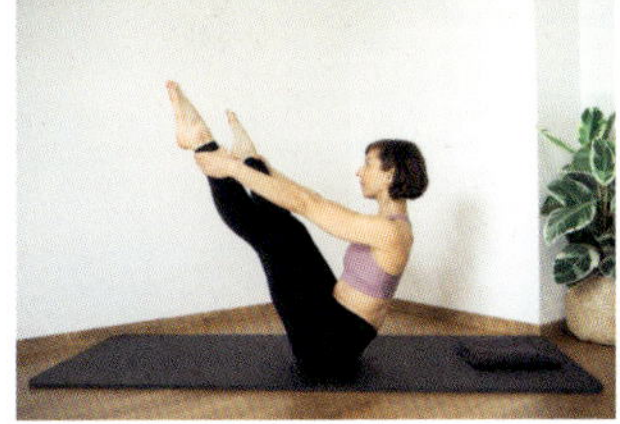

6. **Single Leg Kick** (siehe S. 68)

Sechs bis zehn Wiederholungen im Wechsel

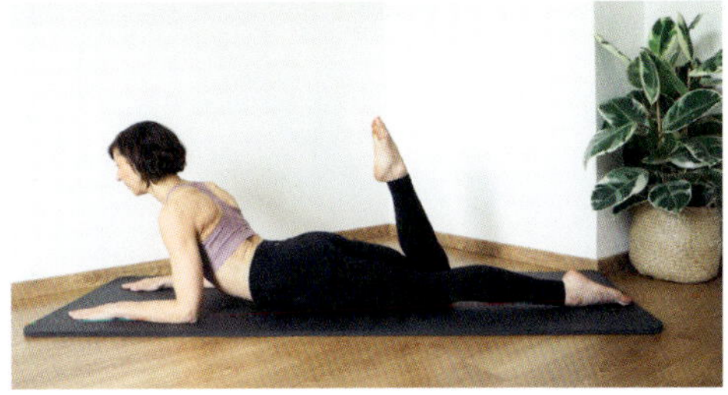
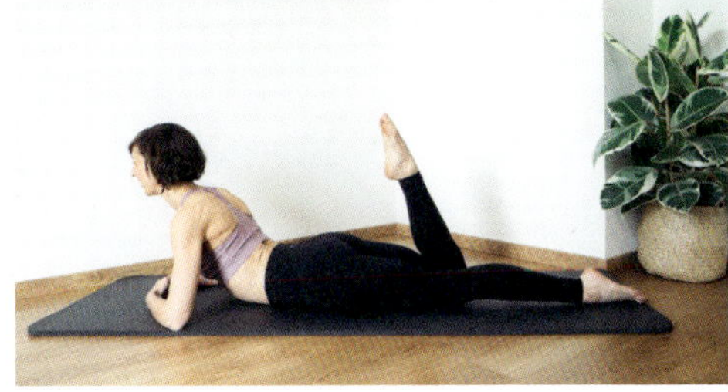

7. **Double Leg Kick** (siehe S. 70)

Abwechselnd vier bis sechs Wiederholungen

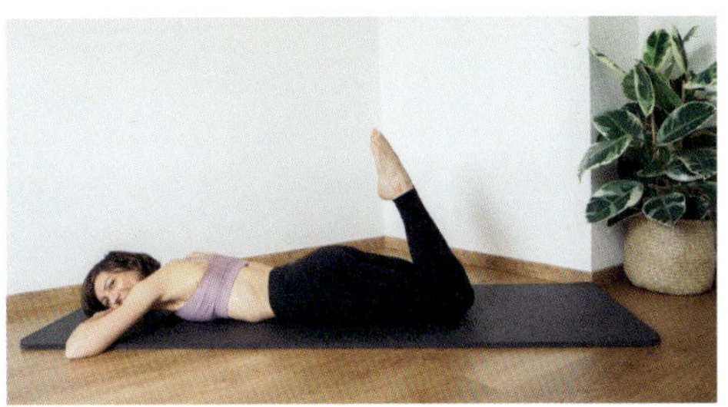
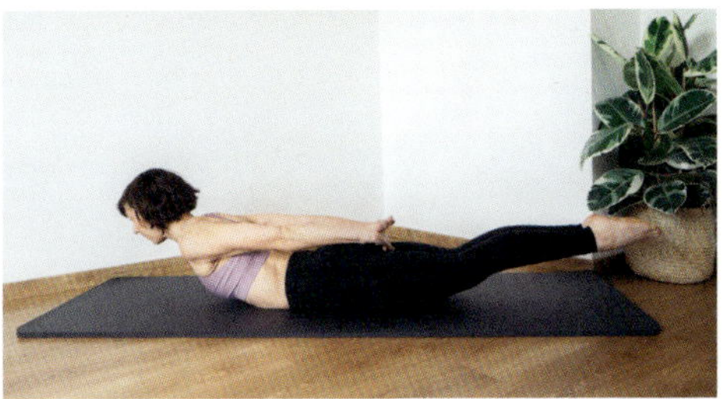

Taille und Bauchmuskulatur

1 BIS 2 RUNDEN

Eine Sitzung für die schräge Bauchmuskulatur und eine schmale Taille.

1. Criss Cross (siehe S. 56)

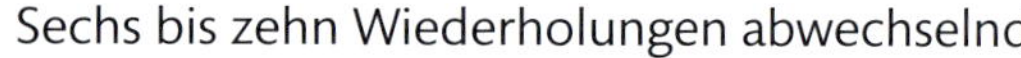

Sechs bis zehn Wiederholungen abwechselnd

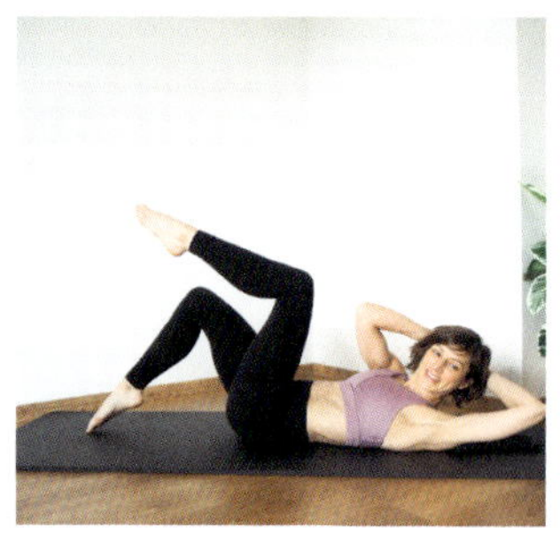
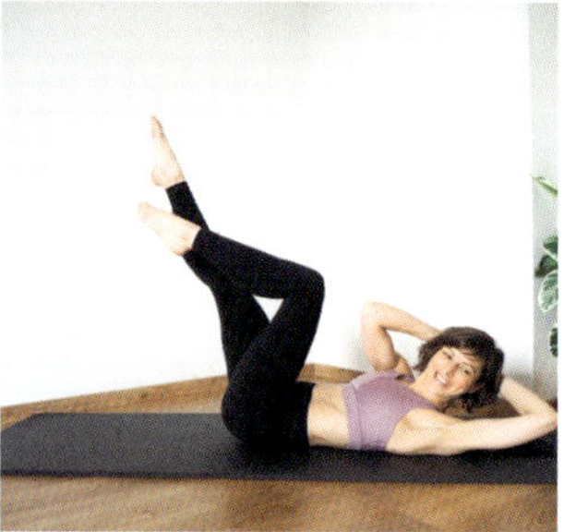
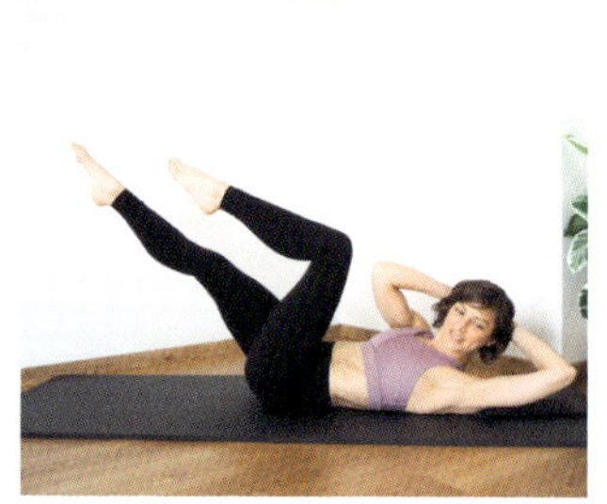

2. Corkscrew (siehe S. 62)

Vier bis sechs Wiederholungen abwechselnd

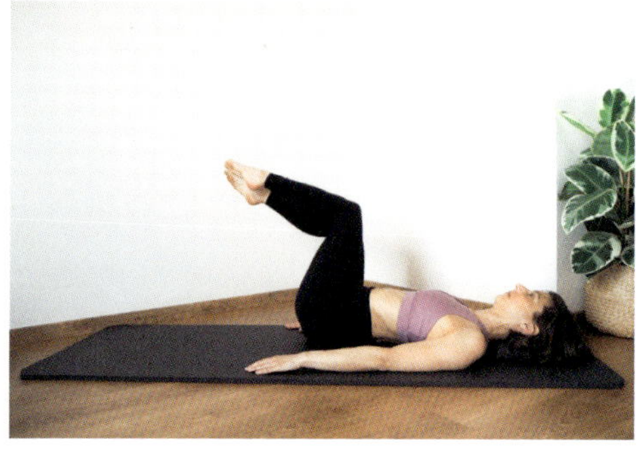
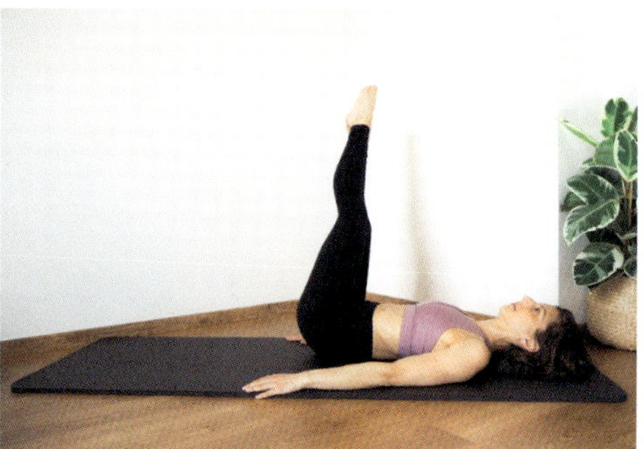
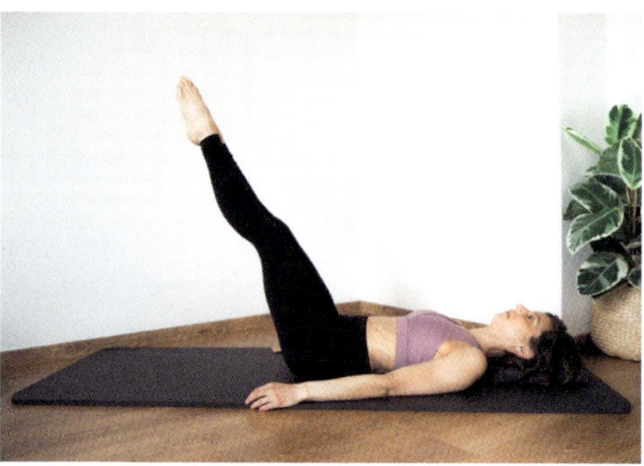
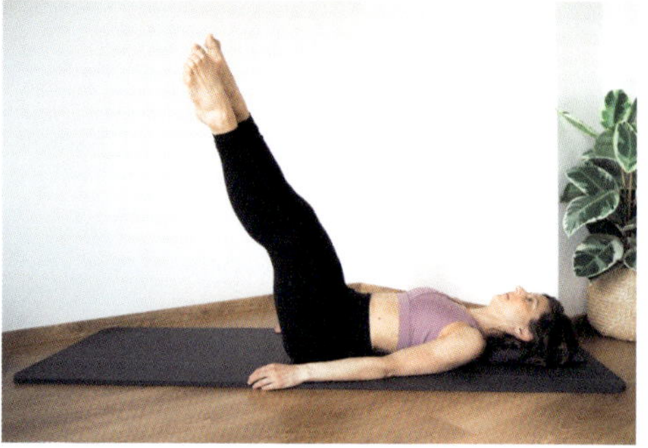

3. **Spine Twist** (siehe S. 76)

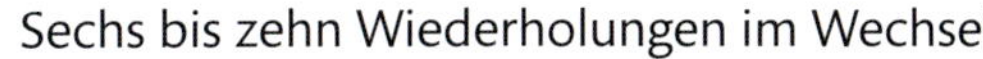
Sechs bis zehn Wiederholungen im Wechsel

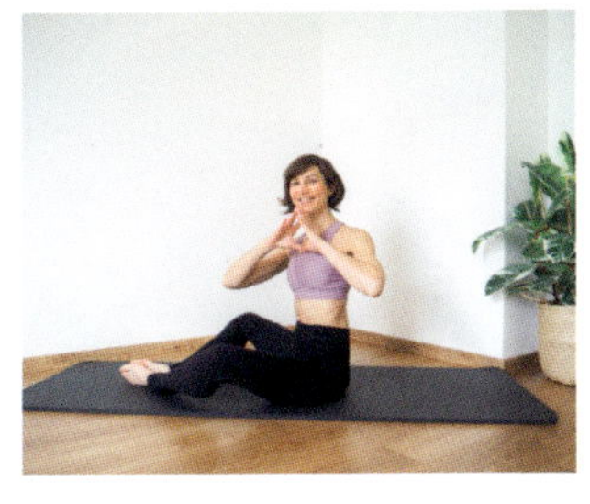

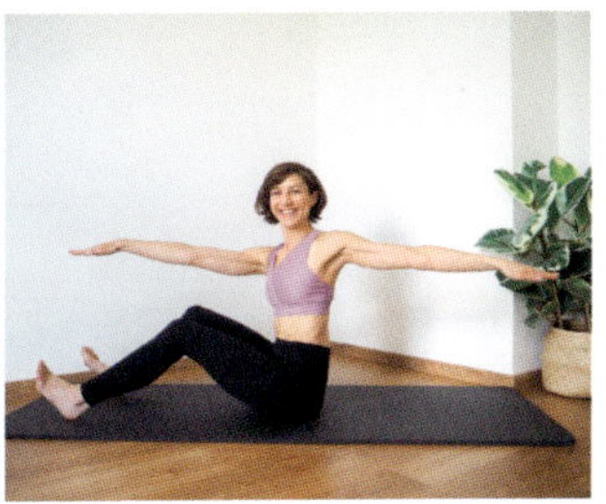

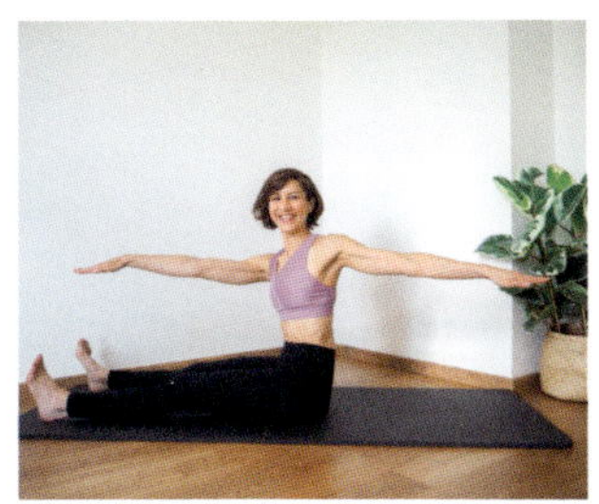

4. **Mermaid** (siehe S. 102)

Drei bis fünf Wiederholungen auf jeder Seite

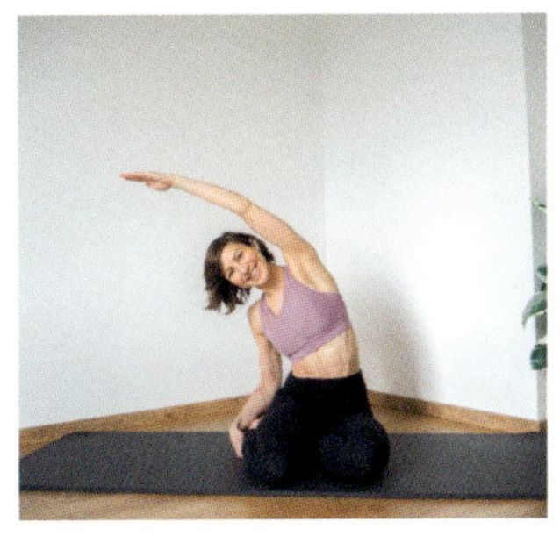

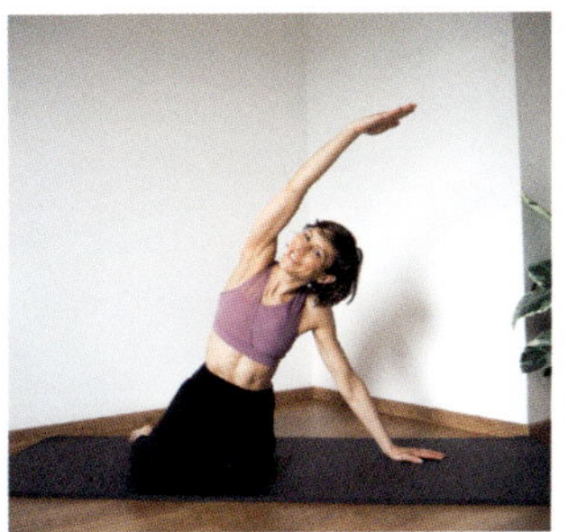

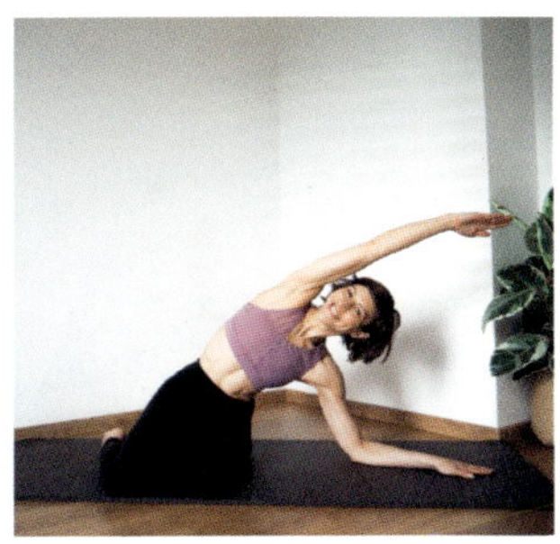

5. **Side Bend** (siehe S. 100)

Drei bis fünf Atemzüge lang

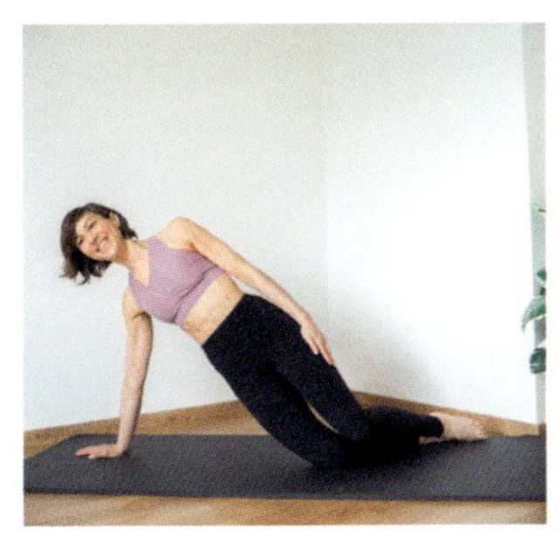

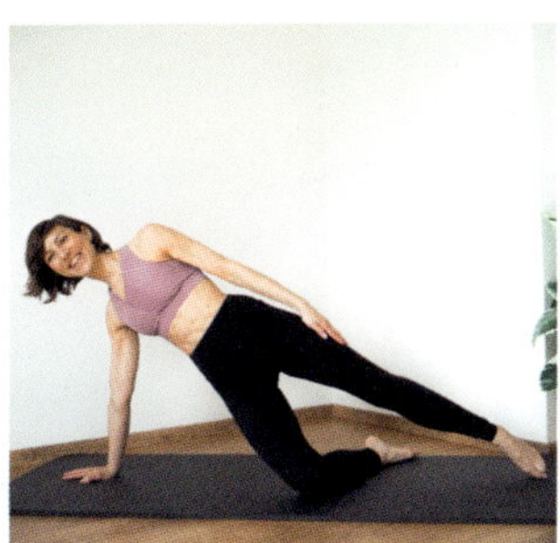

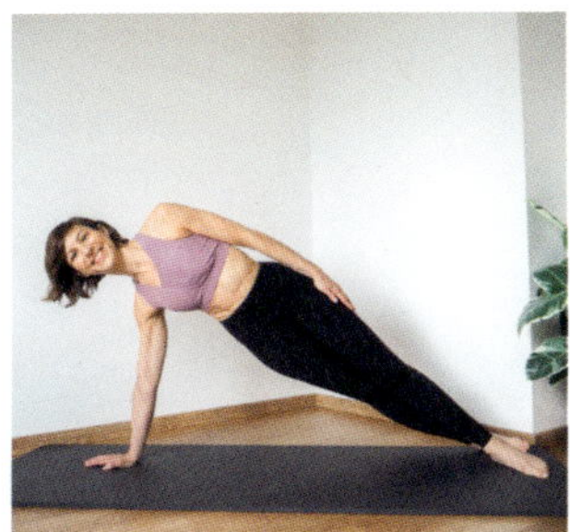

Arme und Rücken

1 bis 2 Runden

Mit dieser Sitzung kräftigen Sie den Oberkörper und trainieren gleichzeitig die Bauchmuskulatur.

1. Swan (siehe S. 66) Drei bis fünf Wiederholungen

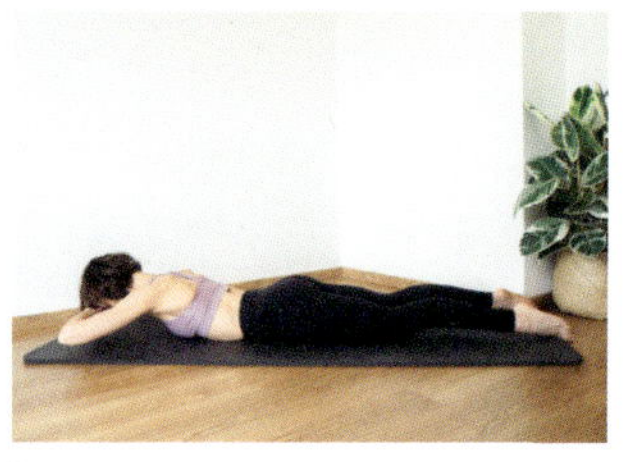
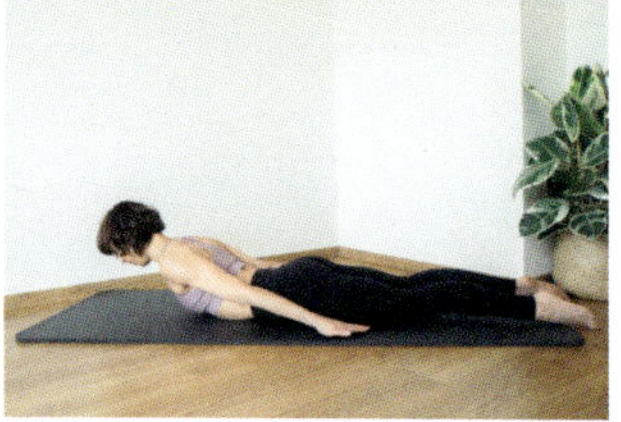
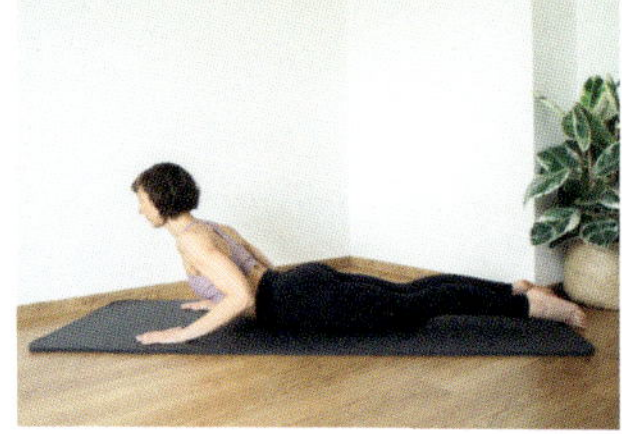

2. Single Leg Kick (siehe S. 68) Abwechselnd sechs bis zehn Wiederholungen

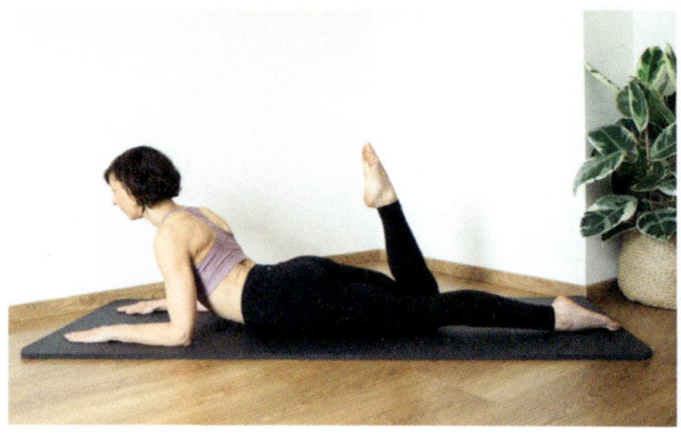
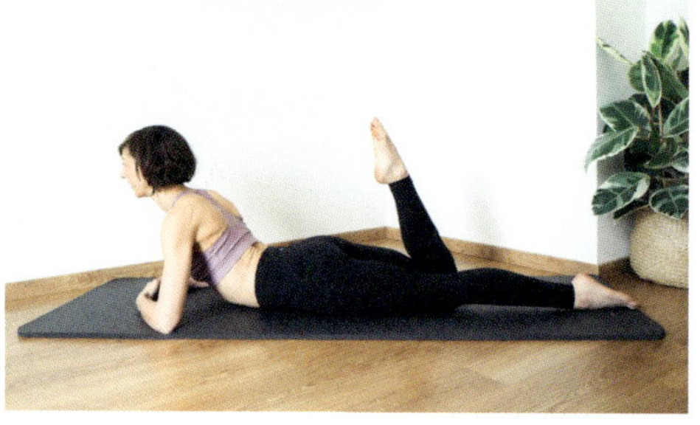

3. Double Leg Kick (siehe S. 70) Abwechselnd vier bis sechs Wiederholungen

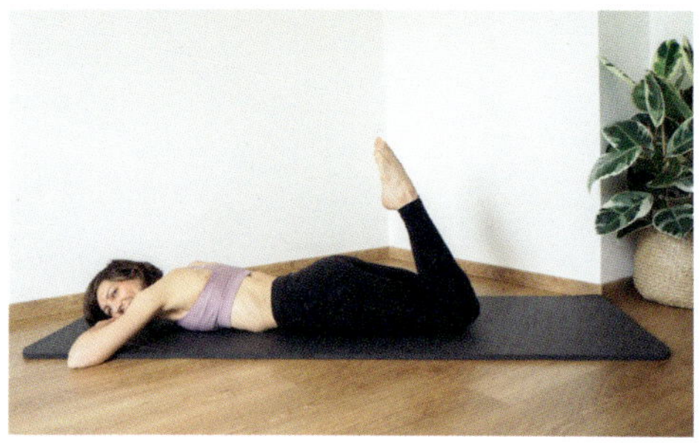
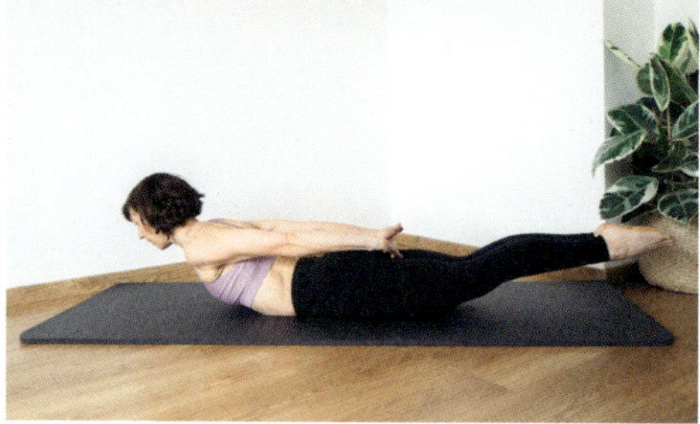

4. Shoulder Bridge (siehe S. 74)

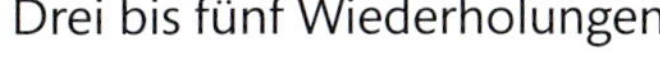
Drei bis fünf Wiederholungen

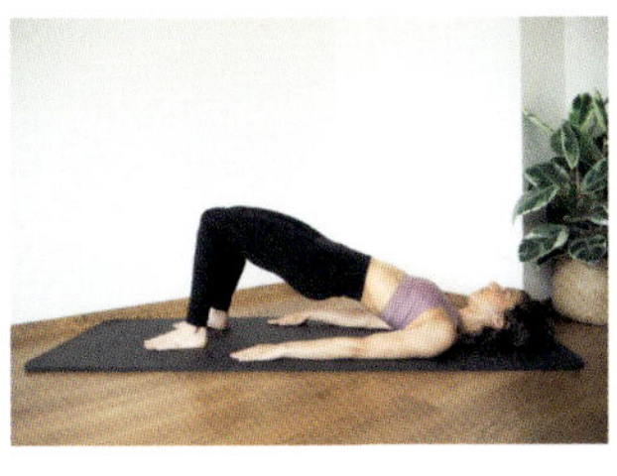
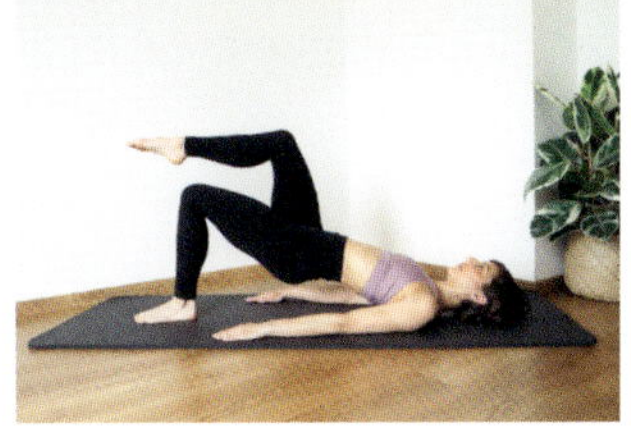
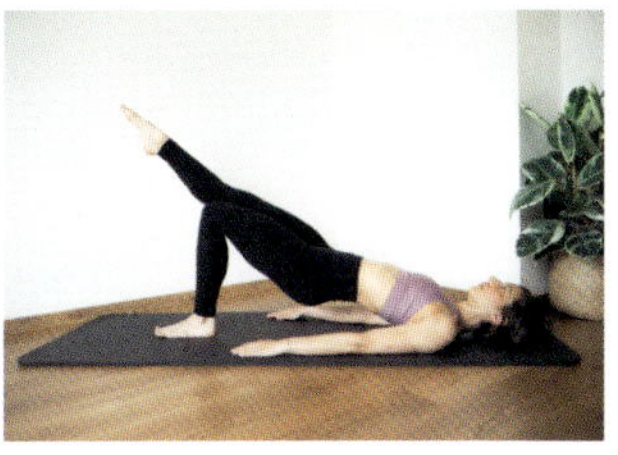

5. Leg Pull Front (siehe S. 98)

Vier- bis sechsmal beim Ausatmen

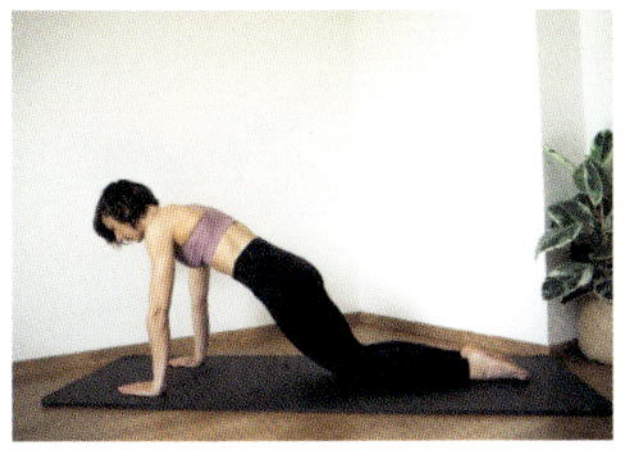
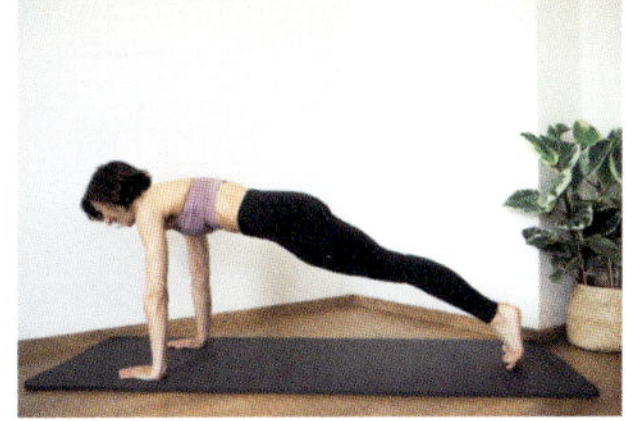
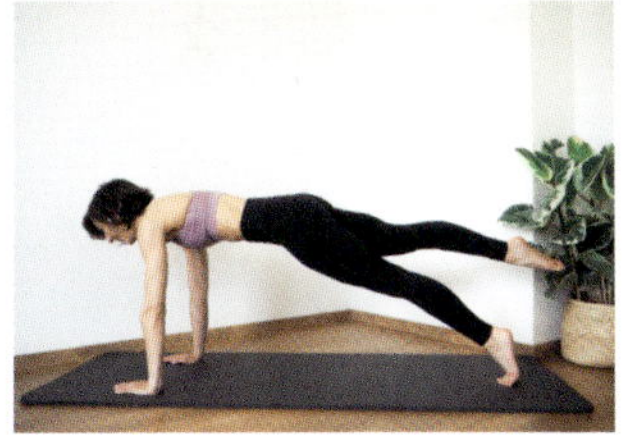

6. Side Bend (siehe S. 100)

Drei bis fünf Atemzüge lang

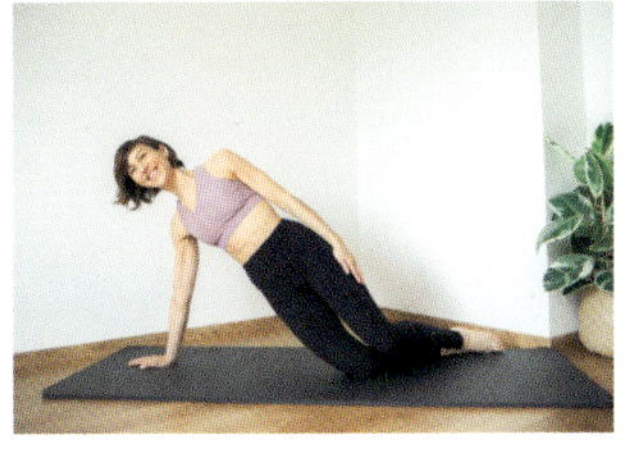
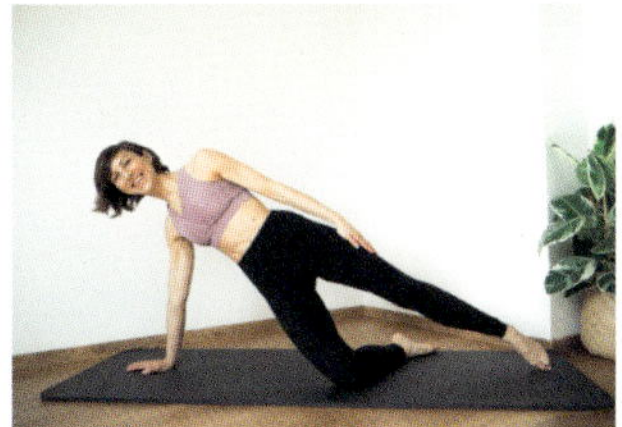
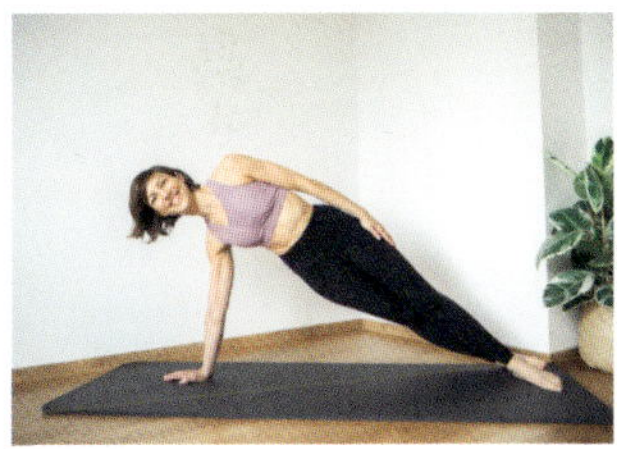

7. Push Up (siehe S. 108)

Ein bis drei Dreier-Serien

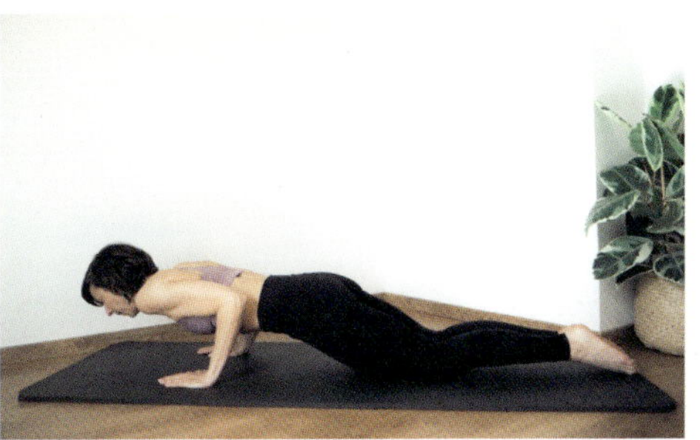
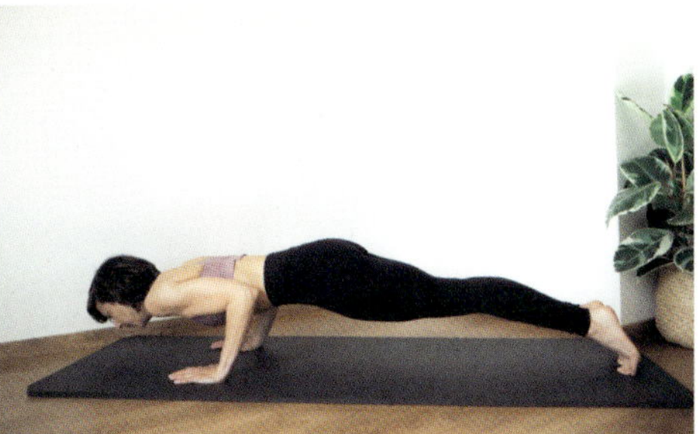

Gelenkigkeit : 1 BIS 2 RUNDEN

Eine Sitzung, die den Rücken geschmeidig macht und die Beine streckt – für mehr Gelenkigkeit.

1. Single Leg Stretch (siehe S. 48) Sechs bis zehn Wiederholungen im Wechsel

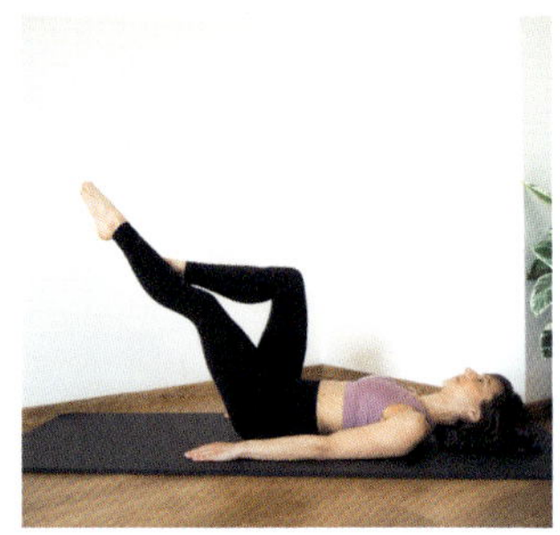

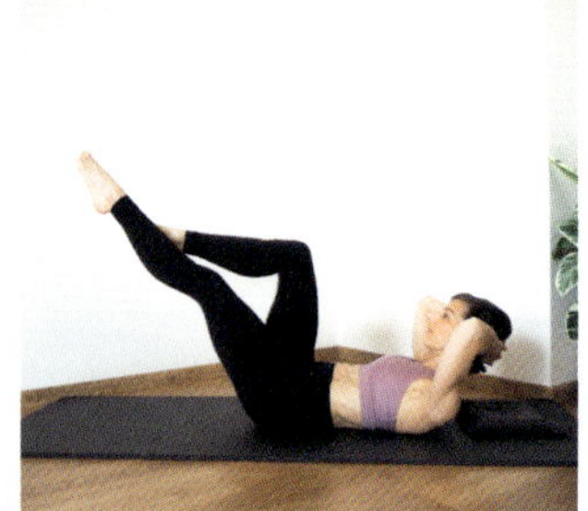

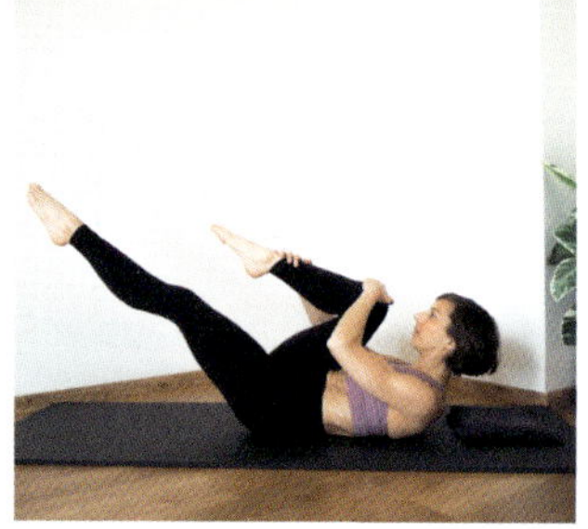

2. Double Leg Stretch (siehe S. 50) Sechs bis zehn Wiederholungen

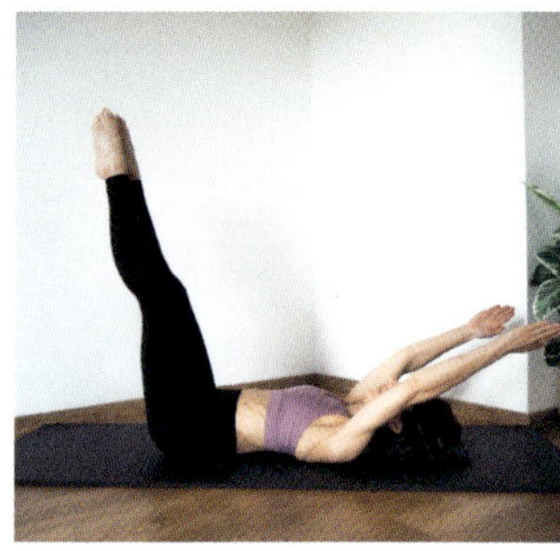

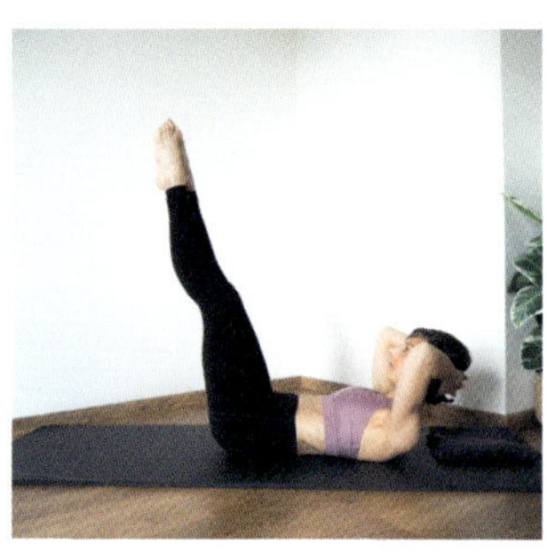

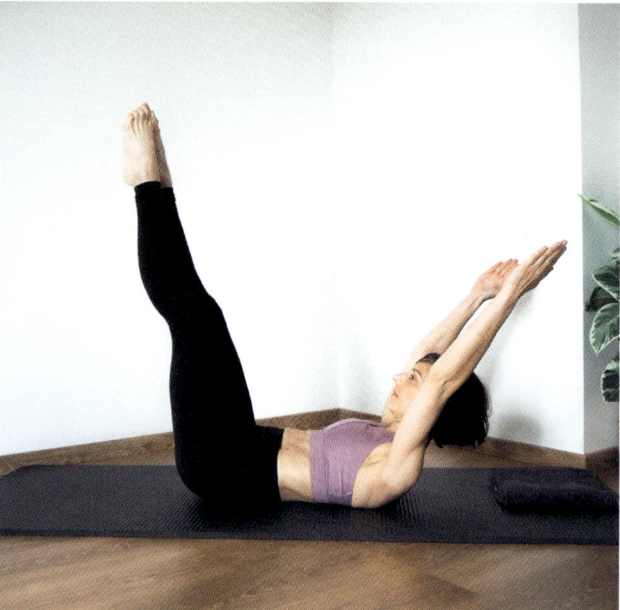

3. Scissors (siehe S. 52)

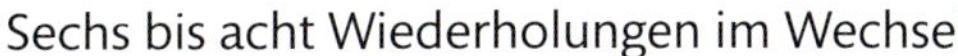

Sechs bis acht Wiederholungen im Wechsel

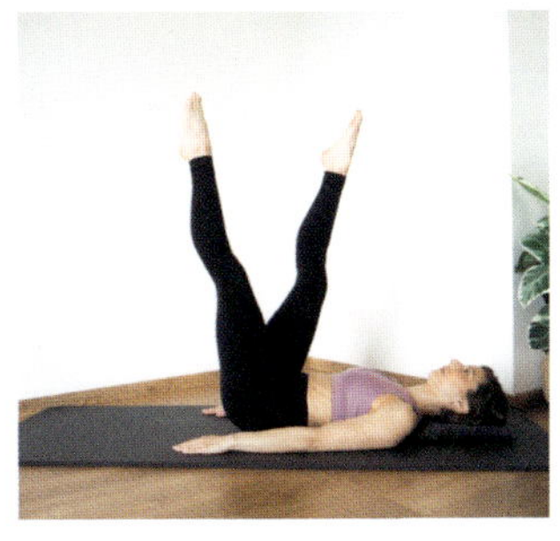
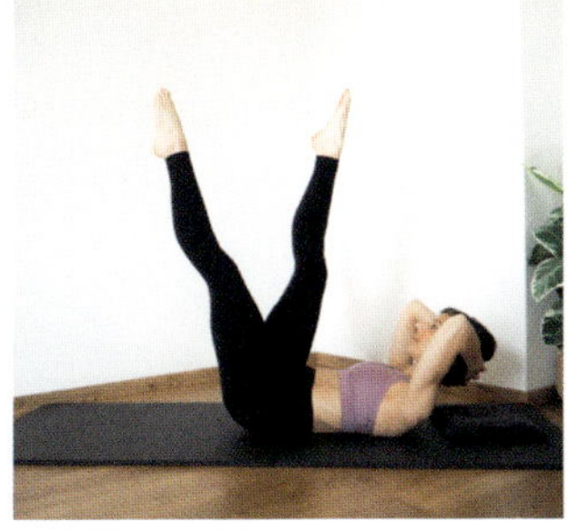
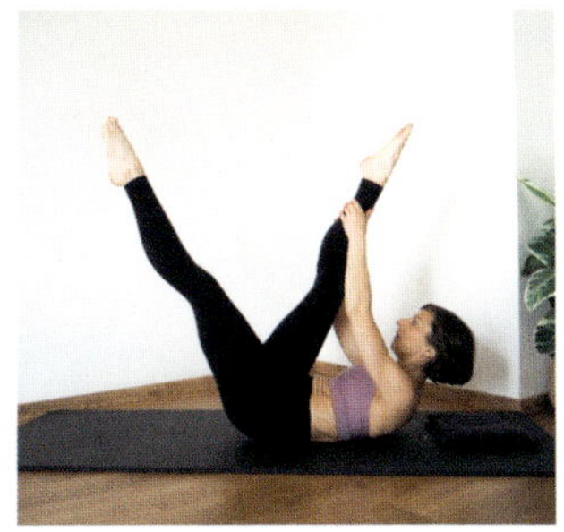

4. Spine Stretch (siehe S. 58)

Drei bis fünf Wiederholungen

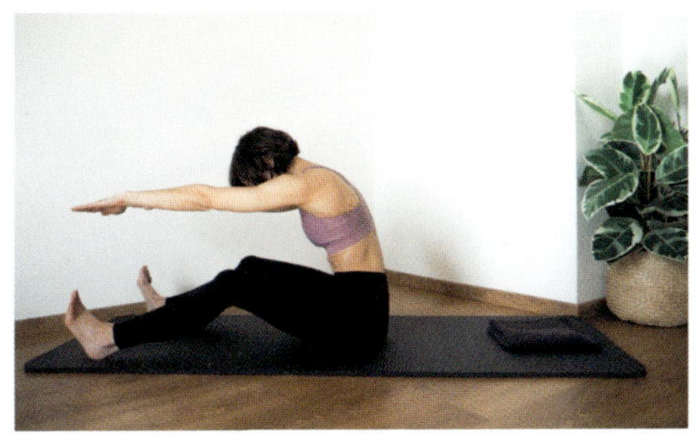
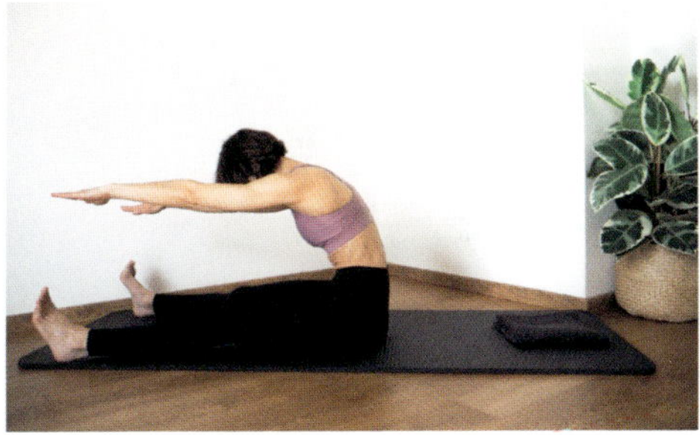

5. Open Leg Rocker (siehe S. 60)

Fünf bis zehn Wiederholungen im Wechsel
oder fünfmal beide auf einmal

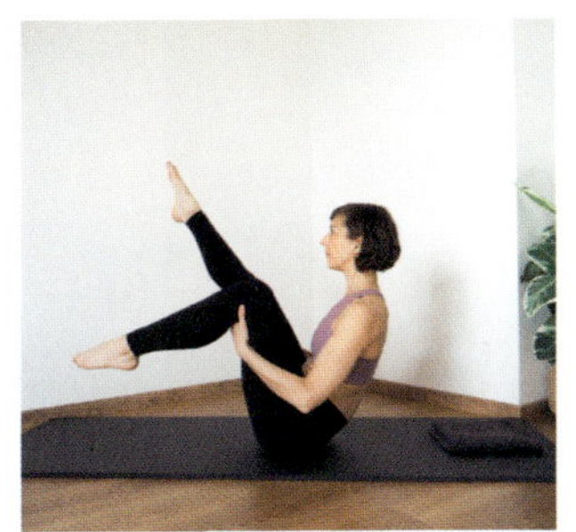
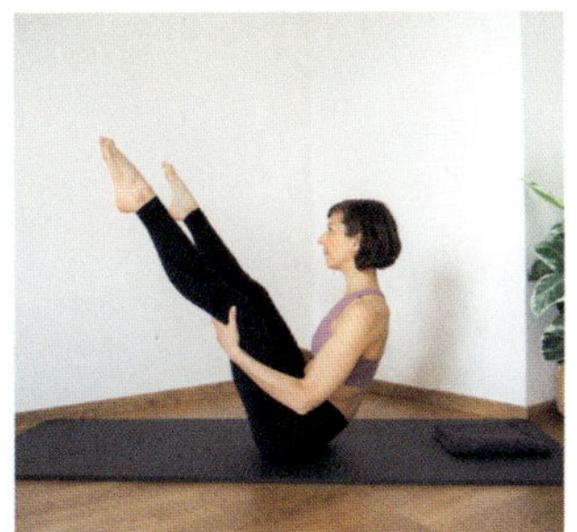
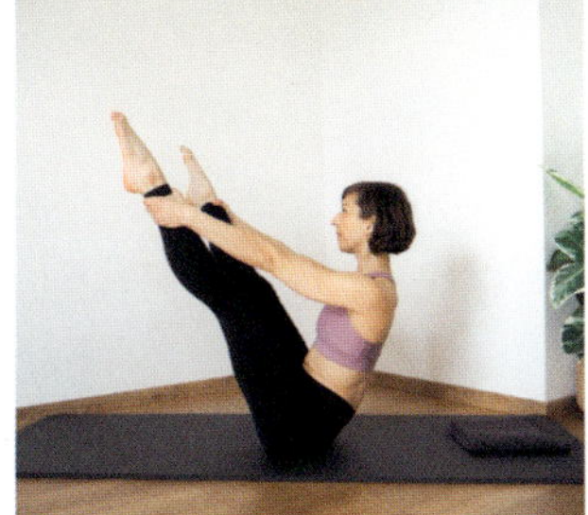

Bauchmuskeln mit dem Softball

1 BIS 2 RUNDEN

Sie glauben, Sie haben keine Bauchmuskeln? Ich garantiere Ihnen, dass Sie am Ende dieser Sitzung Ihre Meinung ändern werden!

Legen Sie einen Softball, aus dem etwas Luft herausgelassen wurde, zwischen die Schulterblätter, die Hände sind hinter dem Kopf verschränkt. Die Beine sind angewinkelt und die Füße fest auf der Matte verankert. Das Becken ist in neutraler Position. Sie müssen bequem liegen, pumpen Sie deshalb den Ball entsprechend mehr oder weniger auf.

1.Neutrales Becken 3, 4, 7 (siehe S. 30–31 und 33)

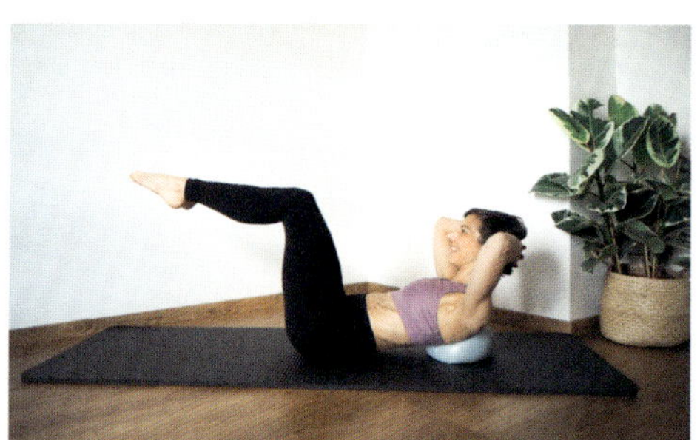

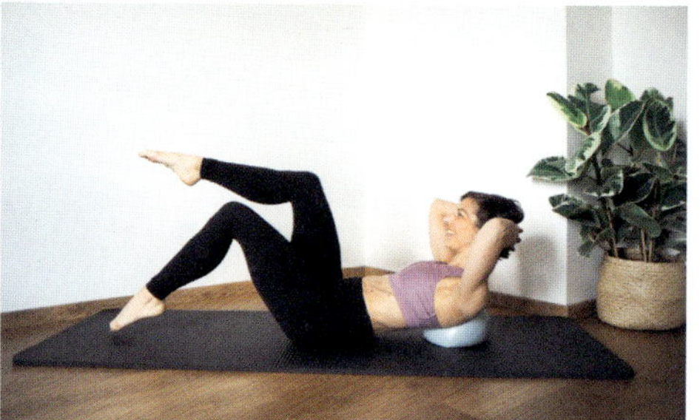

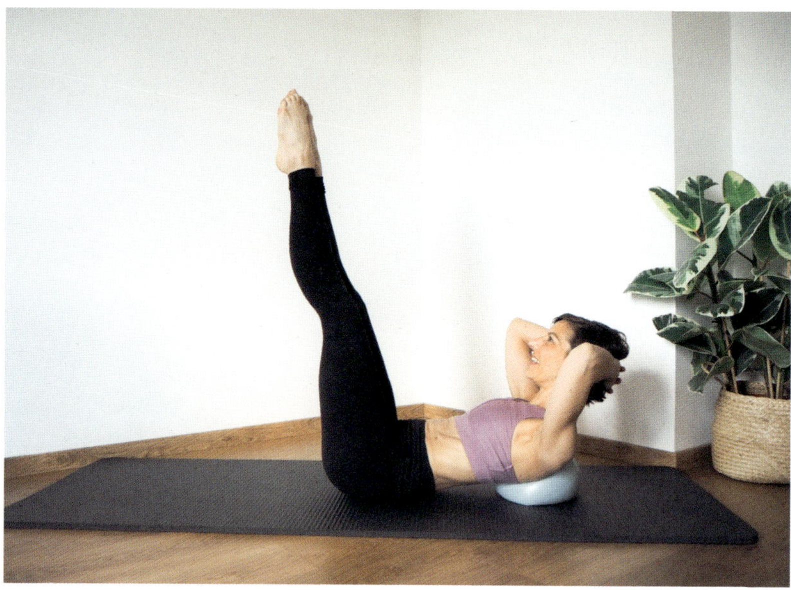

2. Single Leg Stretch (siehe S. 48)

Sechs bis zehn Wiederholungen (Wechsel)

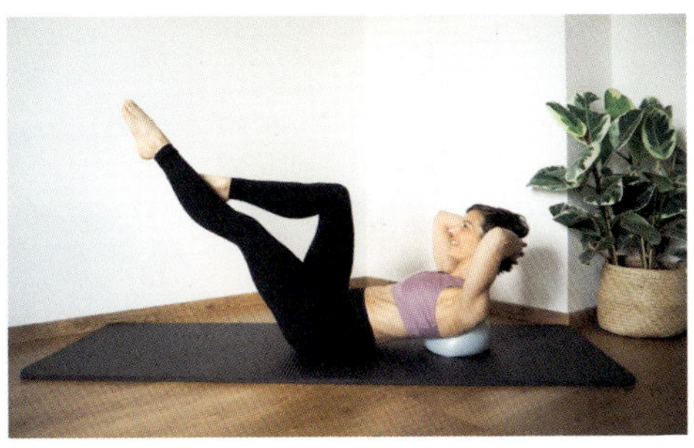

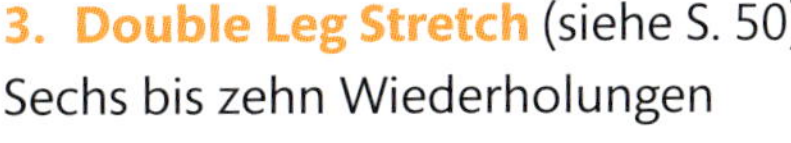

3. Double Leg Stretch (siehe S. 50)

Sechs bis zehn Wiederholungen

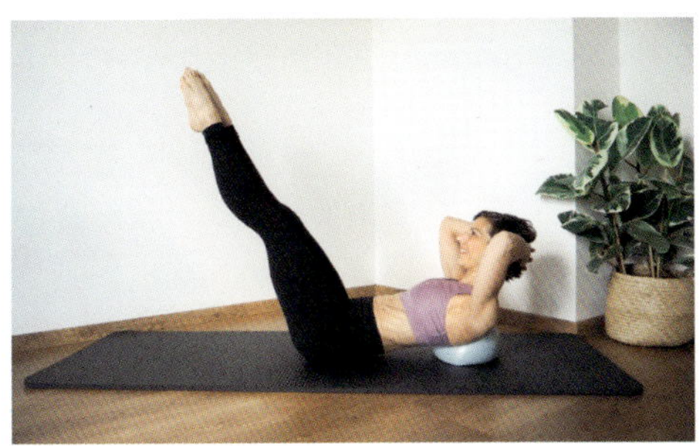

4. Lower and Lift (siehe S. 54)

Drei bis fünf Wiederholungen

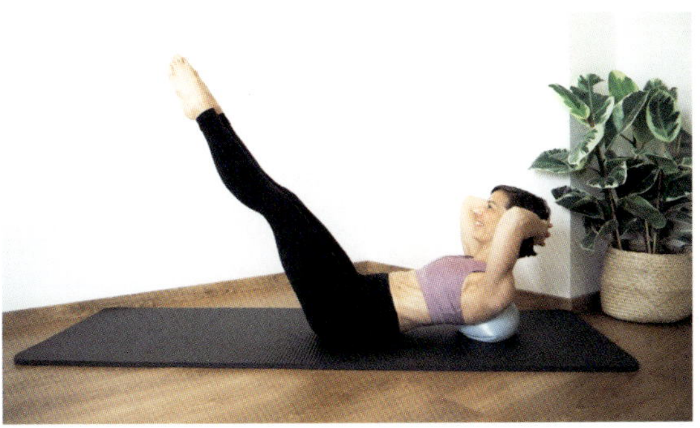

5. Criss Cross (siehe S. 56)

Abwechselnd sechs bis zehn Wiederholungen

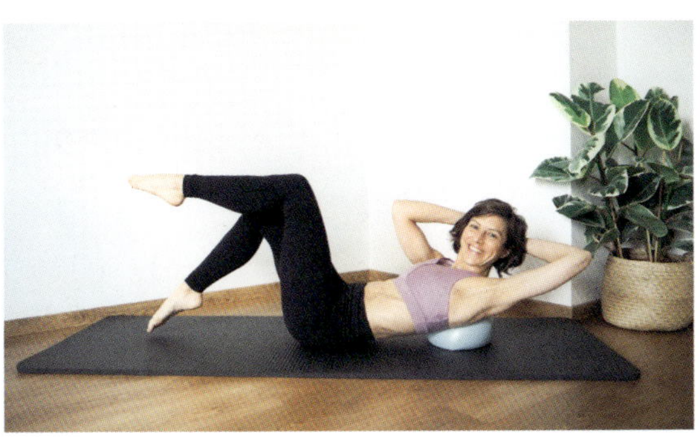

Beine mit dem Magic Circle

1 BIS 2 RUNDEN

Eine Sitzung mit dem Magic Circle (Pilates-Ring) für den Unterkörper, der Ihre Adduktoren (Innenseite der Oberschenkel) beanspruchen wird wie nichts zuvor.

1. Open Leg Rocker (siehe S. 60)
Fünf- bis zehnmal (Wechsel)
oder fünfmal je zwei

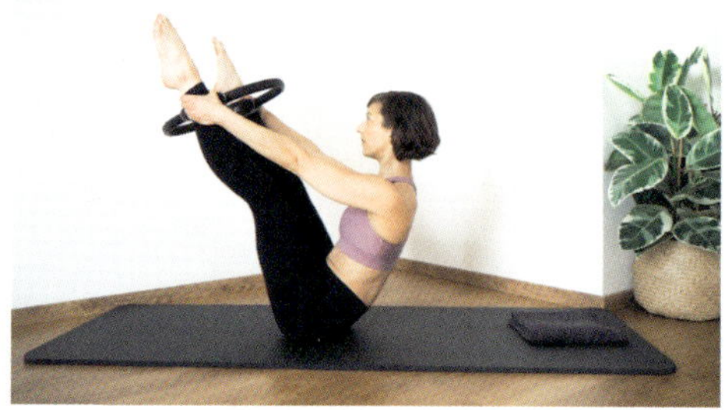

2. Shoulder Bridge (siehe S. 74)
Drei bis fünf Wiederholungen

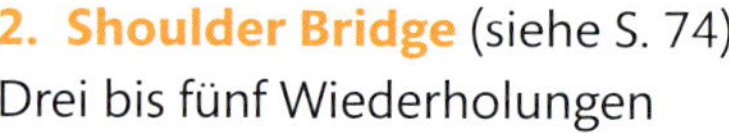

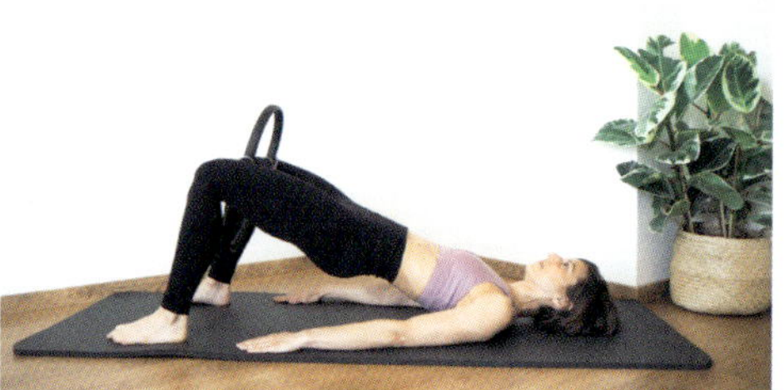

3. Side Kick Series

Die Beine sind in einer Ecke der Matte (siehe S. 82), der Magic Circle wird so zwischen die Fußgelenke genommen, dass sich das untere Bein innerhalb und das obere Bein außerhalb des Rings befindet.

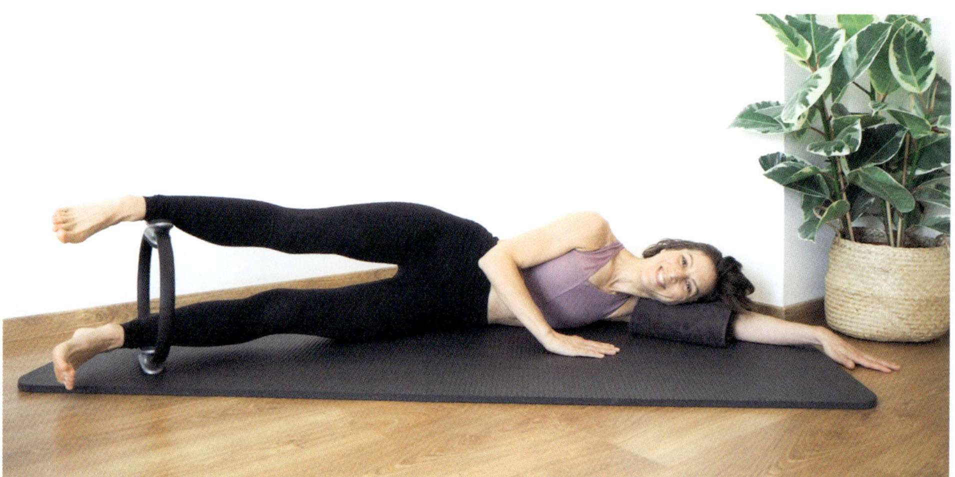

4. Side Kick Series, Varianten

Atmen sie achtmal aus, um das untere Bein innerhalb des Rings nach oben zu führen.

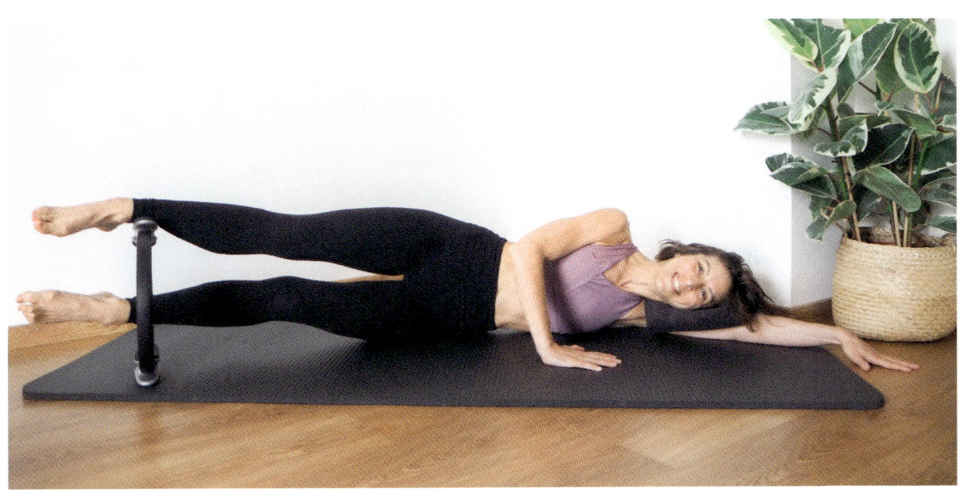

Platzieren Sie beide Füße innerhalb des Magic Circle, atmen Sie achtmal aus während Sie beide Beine vom Boden heben und dabei den Ring festhalten.

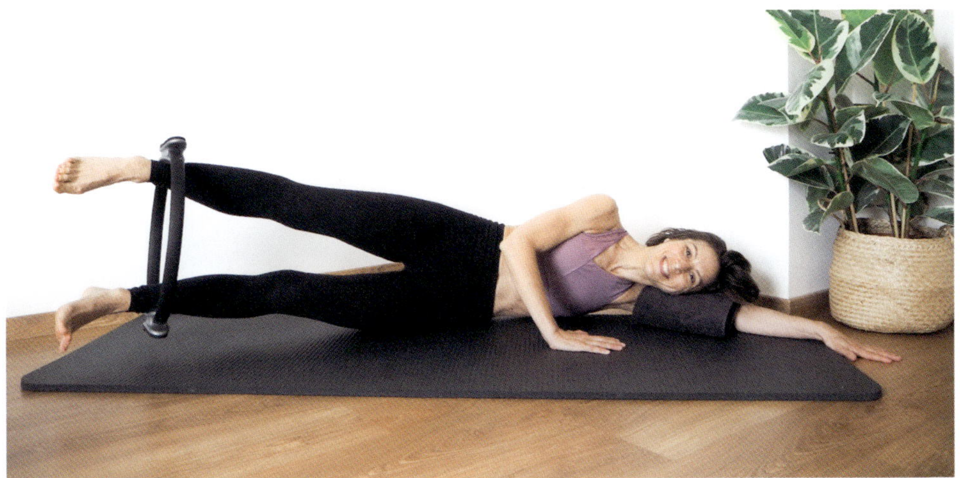

FULL BODY WORKOUT : 1 BIS 2 RUNDEN

Eine perfekte Sitzung, um Ihren gesamten Körper optimal zu trainieren.

1. Hundred (siehe S. 38)

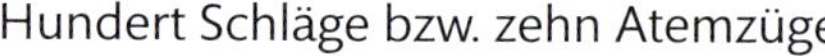
Hundert Schläge bzw. zehn Atemzüge

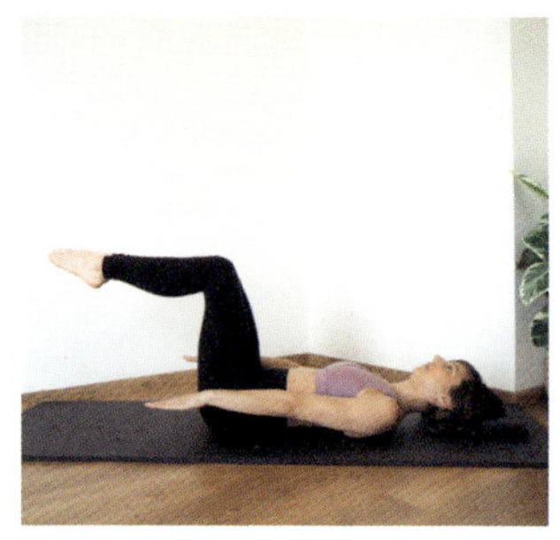

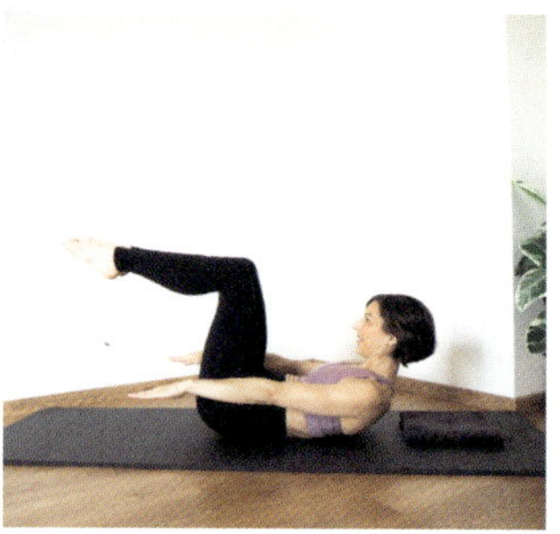

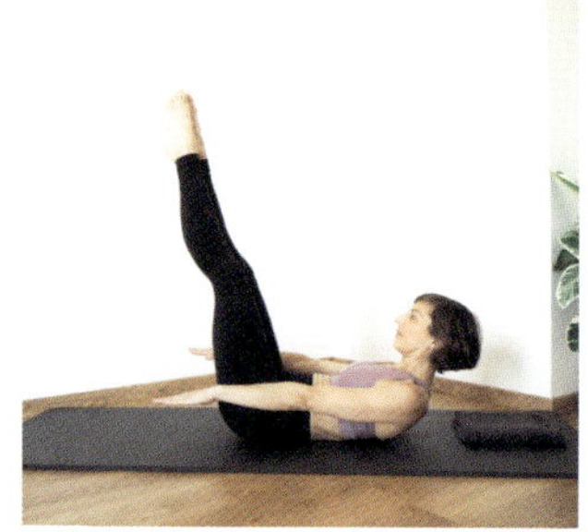

2. Roll Up (siehe S. 40)

Fünf bis zehn Wiederholungen

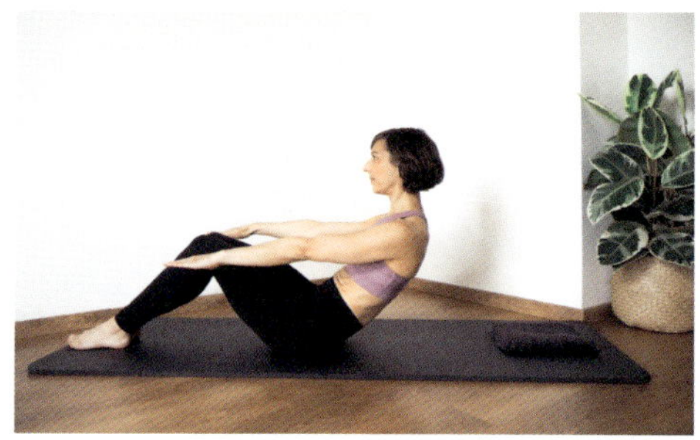

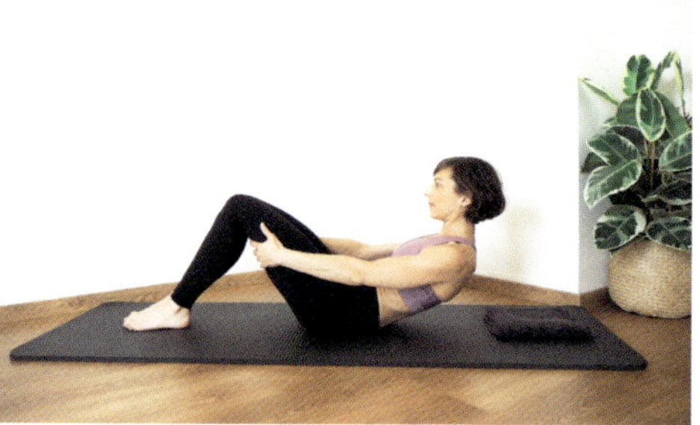

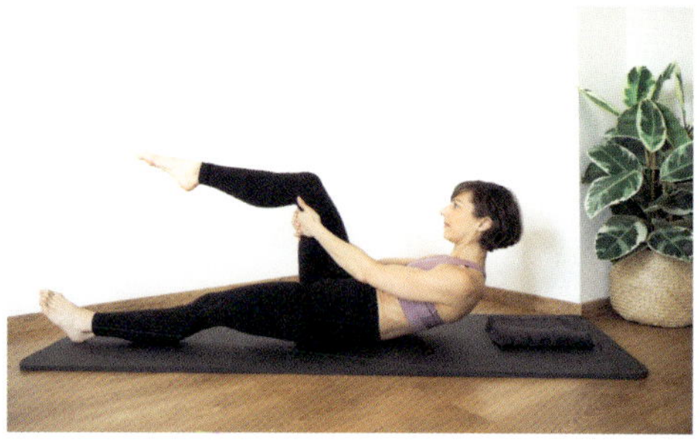

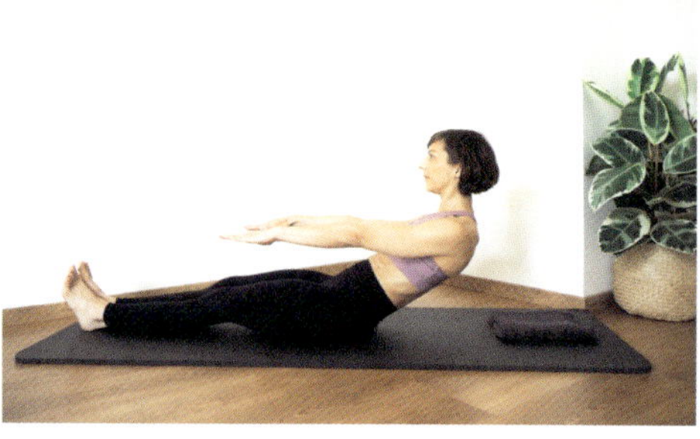

3. Double Leg Stretch (siehe S. 50)

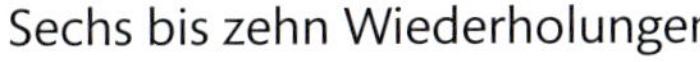
Sechs bis zehn Wiederholungen

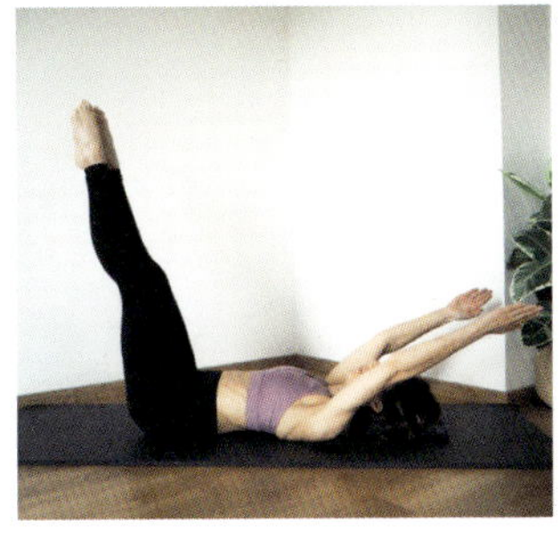
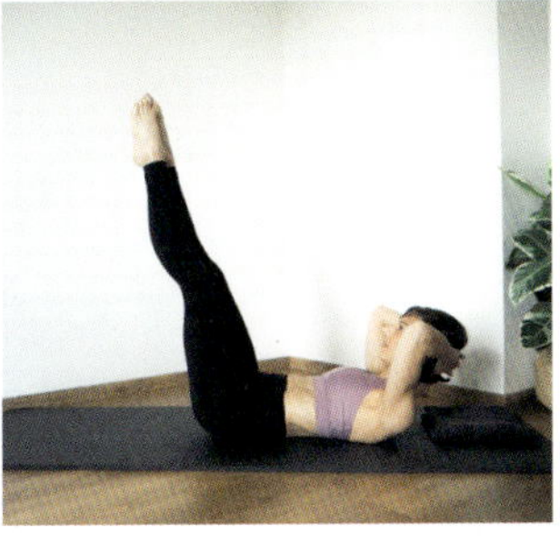
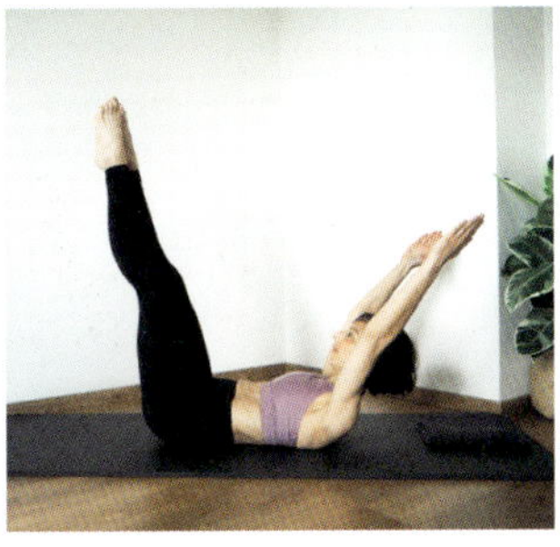

4. Criss Cross (siehe S. 56)

Sechs bis zehn Wiederholungen im Wechsel

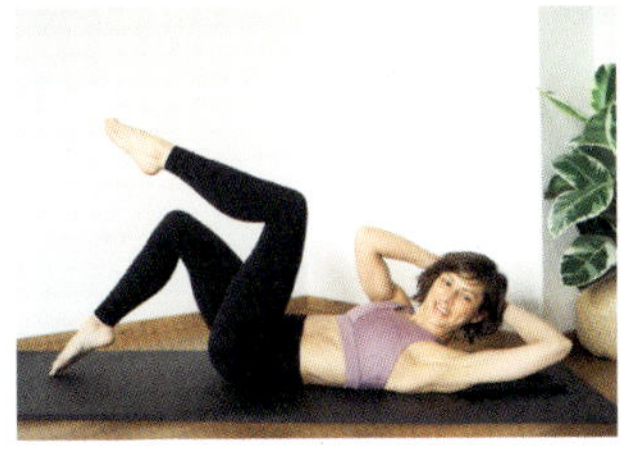
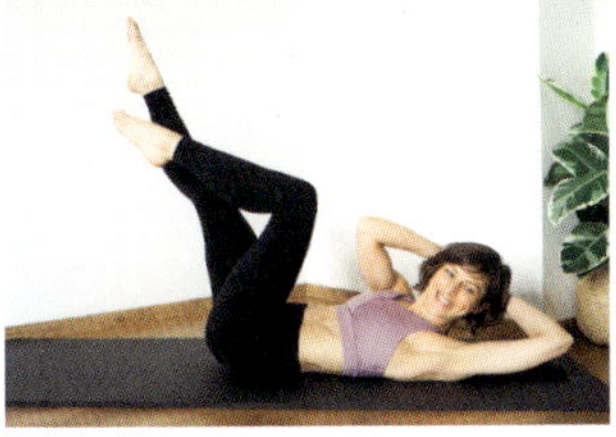
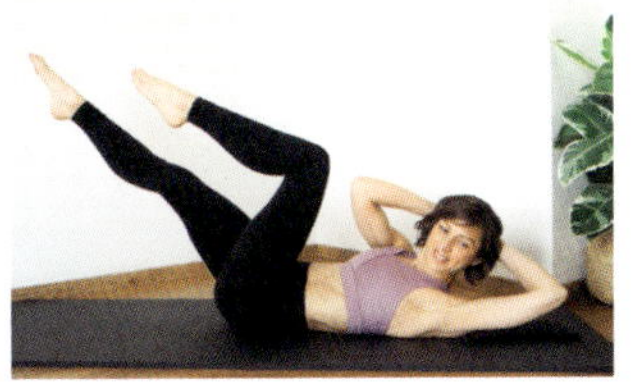

5. Open Leg Rocker (siehe S. 60)

Fünf- bis zehnmal (Wechsel) oder fünfmal je zwei

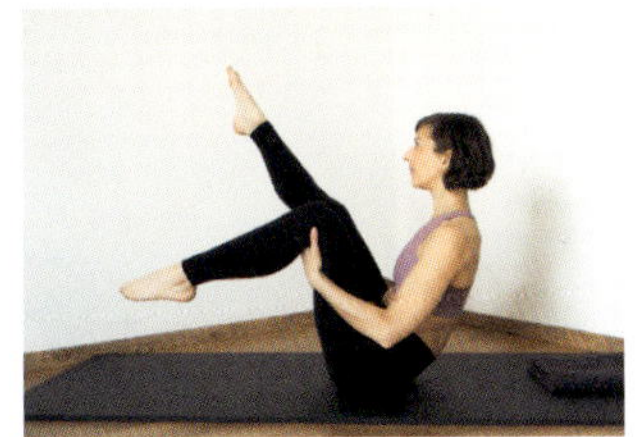
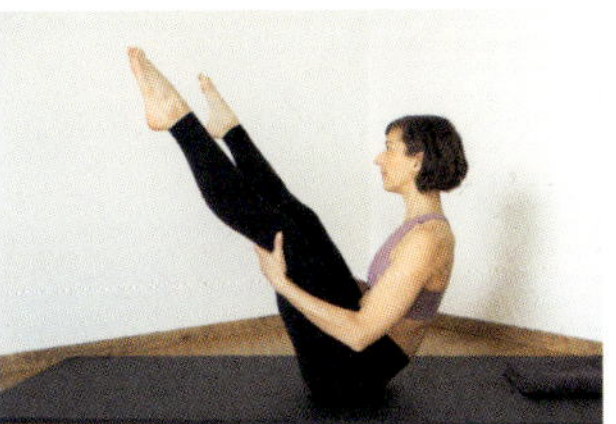
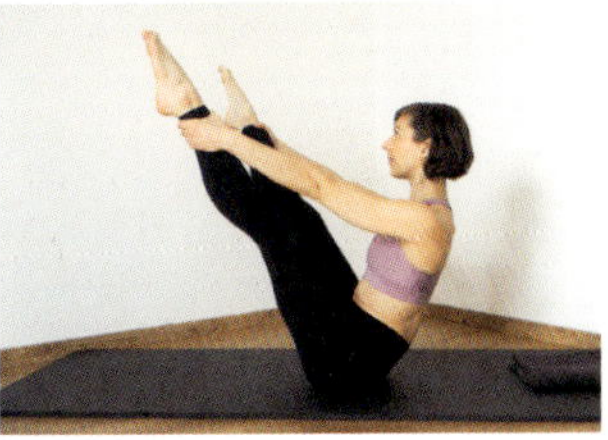

6. Swan (siehe S. 66)

Drei bis fünf Wiederholungen

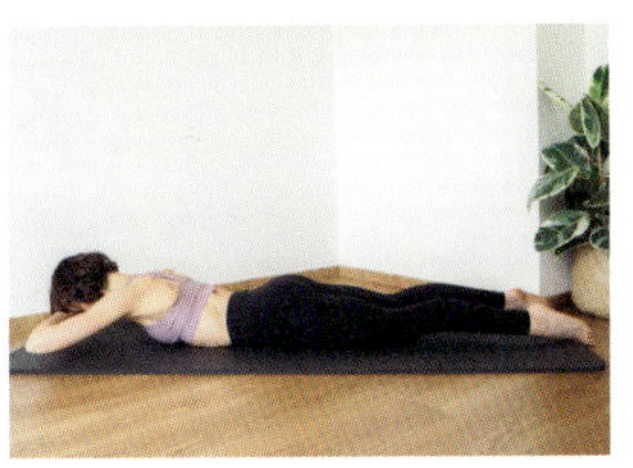
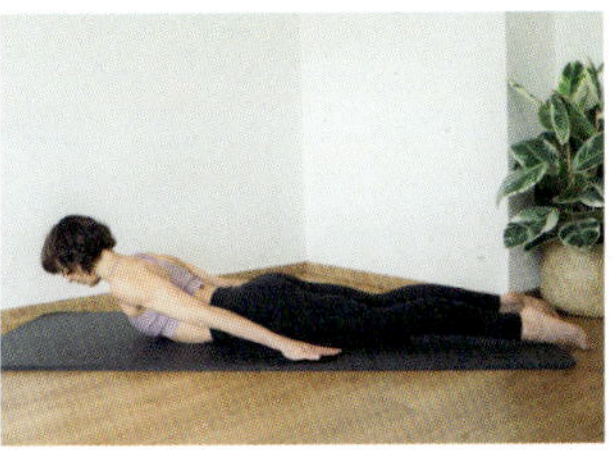
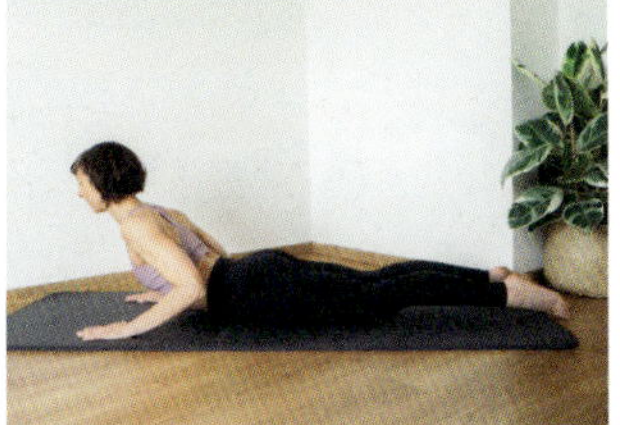

7. **Teaser** (siehe S. 92)

Sechs bis acht Wiederholungen im Wechsel

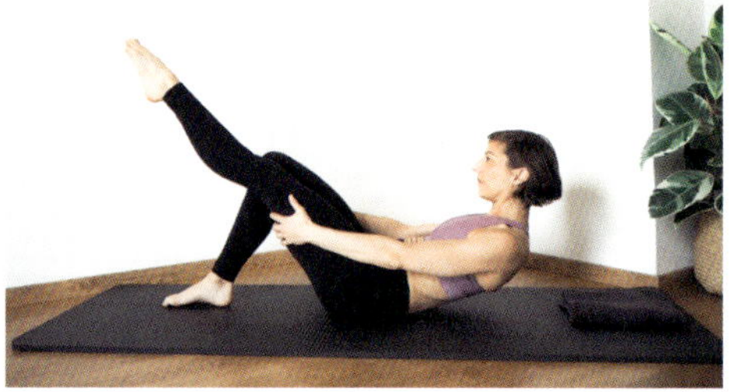

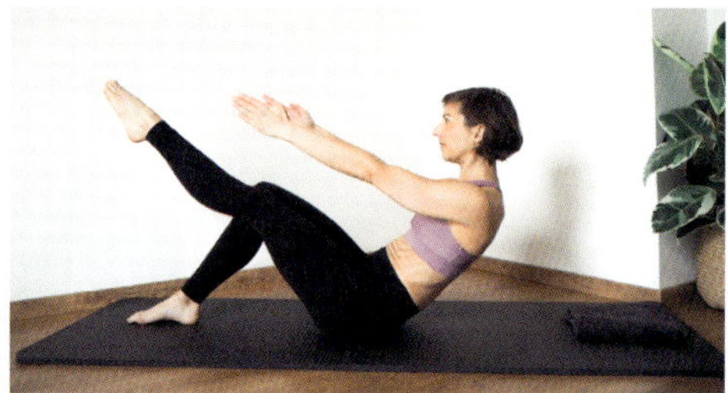

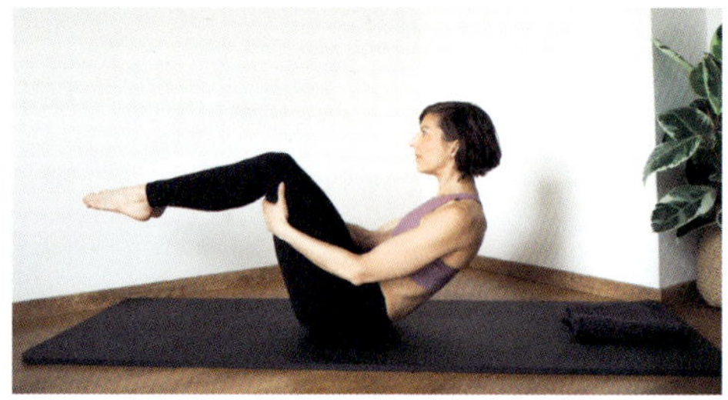

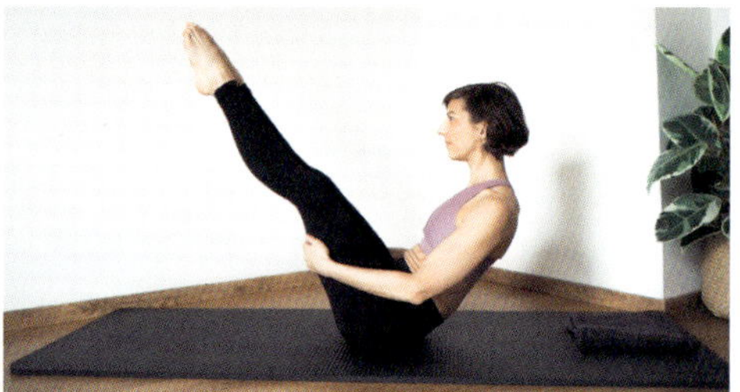

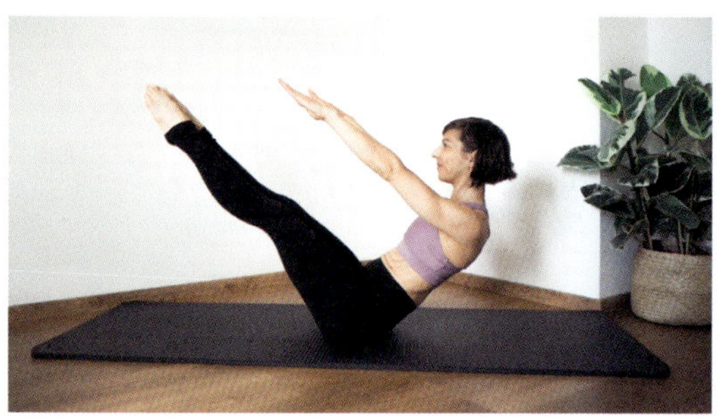

8. **Swimming** (siehe S. 96)

Sechs bis zehn Wiederholungen im Wechsel

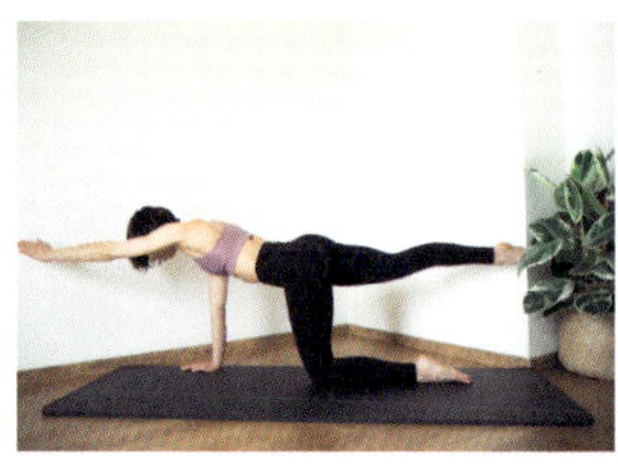

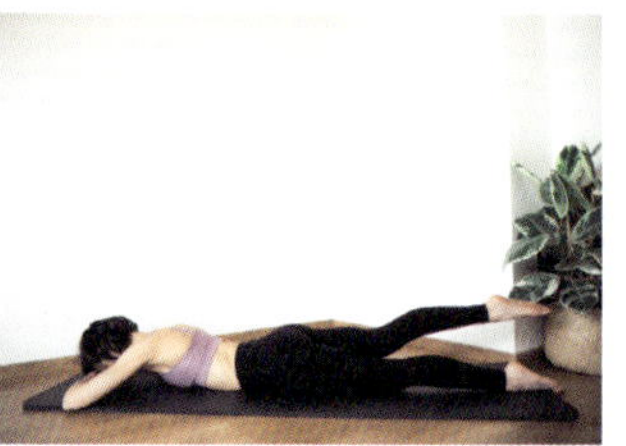

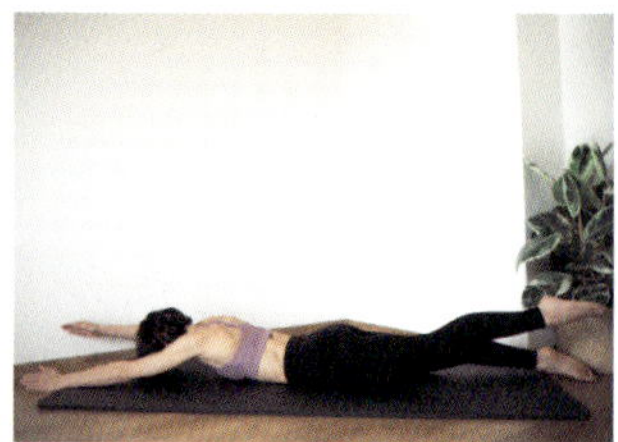

9. **Side Bend** (siehe S. 100)

Drei bis fünf Wiederholungen

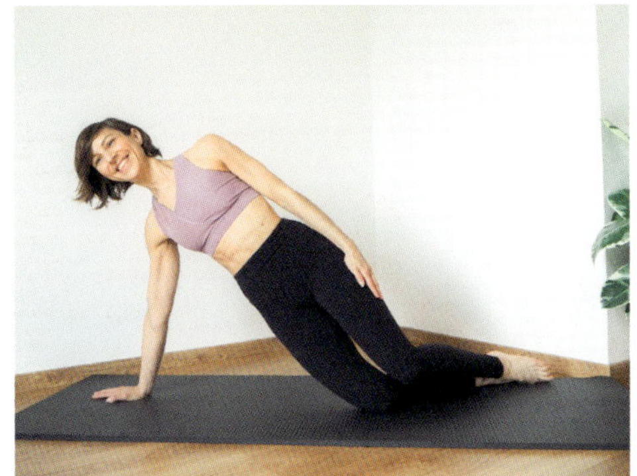

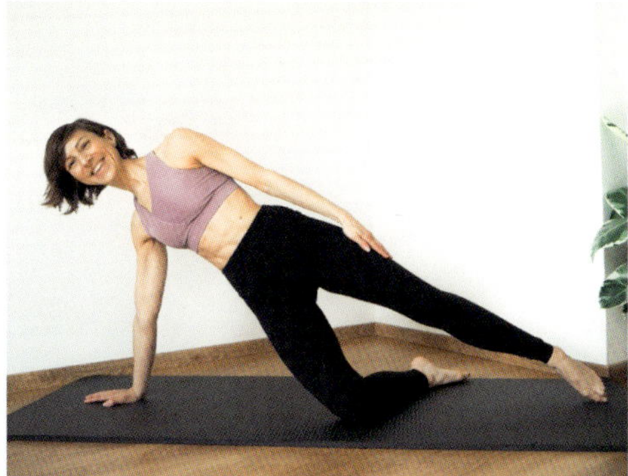

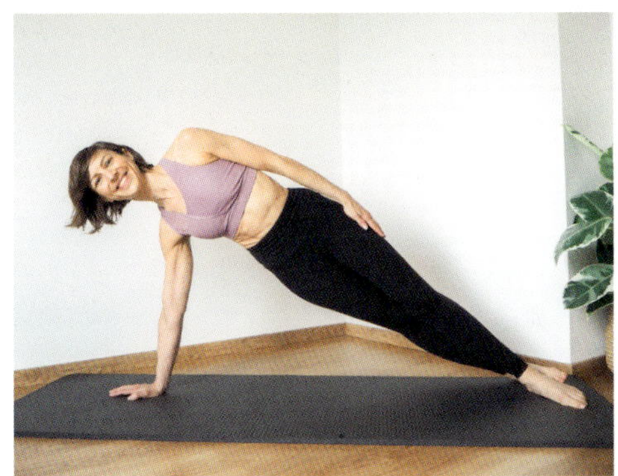

10. **Push Up** (siehe S. 108)

Ein bis drei Dreier-Serien

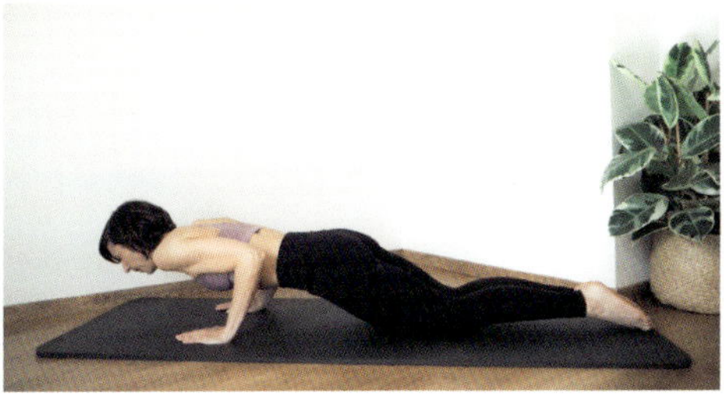

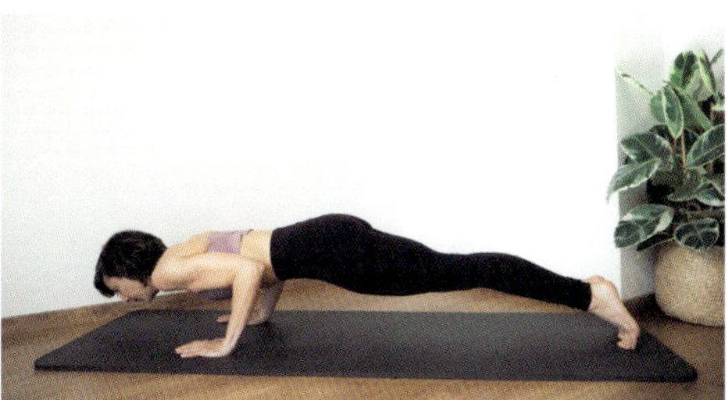

Nach Levels

Level 1: Anfänger

1 bis 2 Runden

Sie sind Anfänger? Dann nehmen Sie sich Zeit, in Ihrem eigenen Rhythmus mit den Übungen dieser Sitzung vertraut zu werden.

1. Hundred (siehe S. 38)
Hundert Schläge bzw. zehn Atemzüge

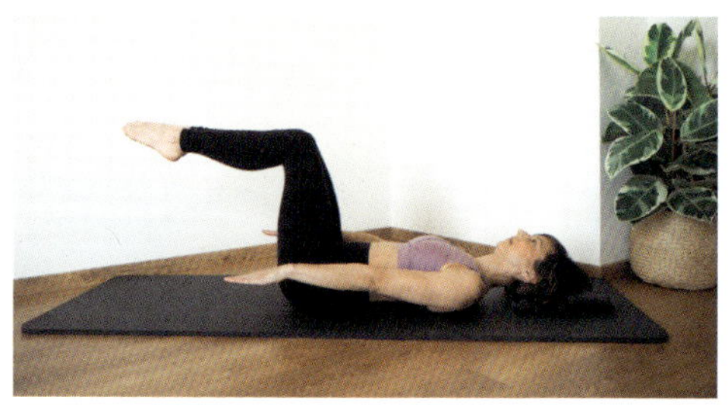

2. Roll Up (siehe S. 40)
Fünf bis zehn Wiederholungen

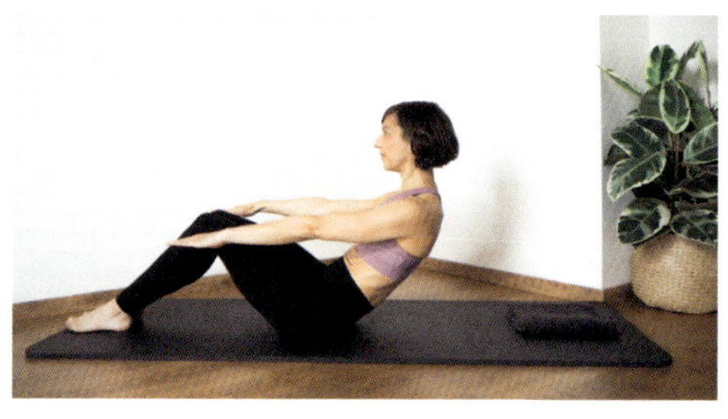

3. One Leg Circle (siehe S. 44)
Drei bis fünf Kreise in jeder Richtung, dann Beinwechsel

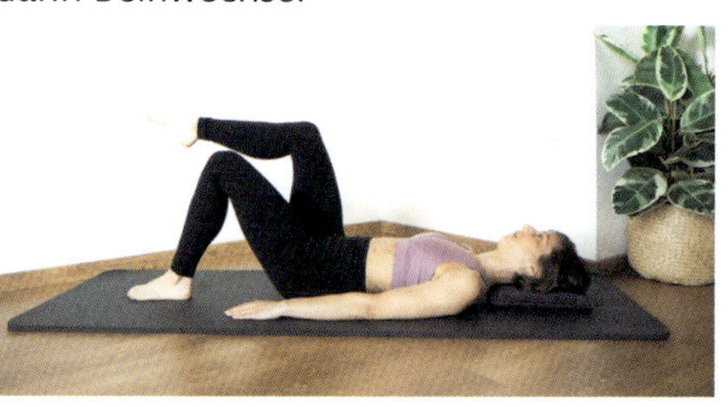

4. Rolling like a ball (siehe S. 46)
Fünf bis zehn Wiederholungen

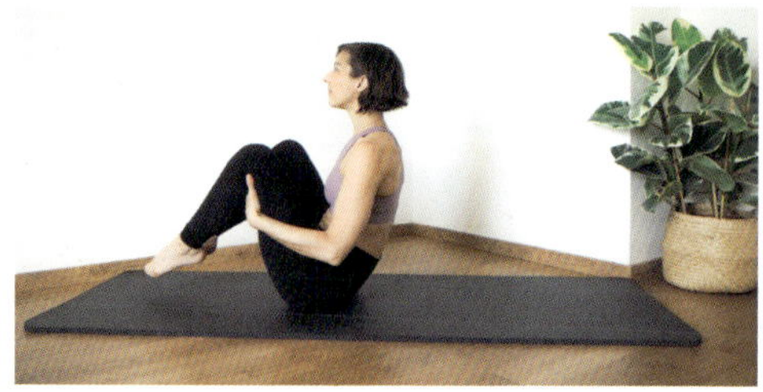

5. Single Leg Stretch (siehe S. 48)
Sechs bis zehn Wiederholungen, Wechsel

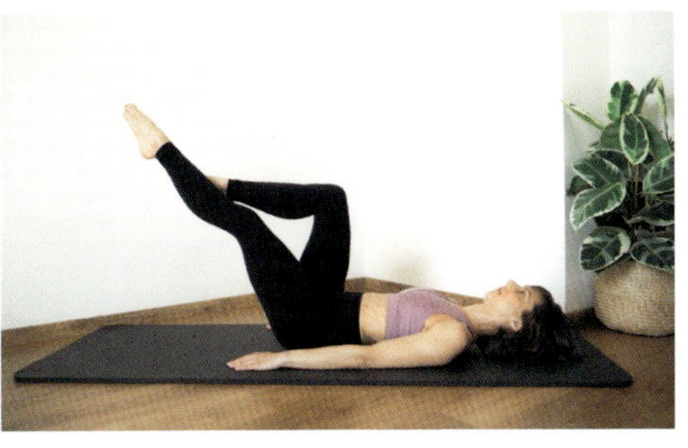

6. Double Leg Stretch (siehe S. 50)
Sechs bis zehn Wiederholungen

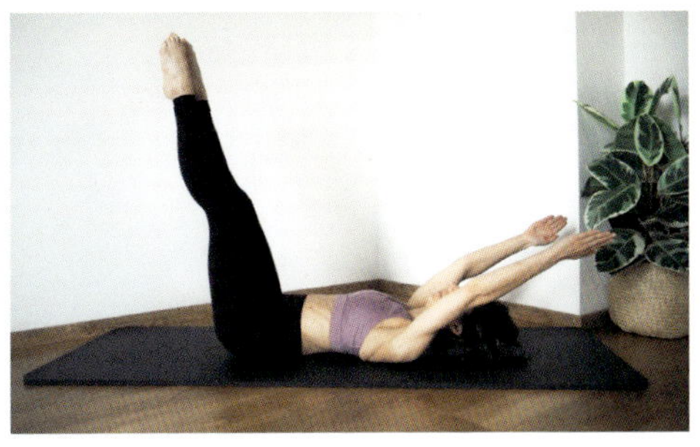

7. Spine Stretch (siehe S. 58)
Drei bis fünf Wiederholungen

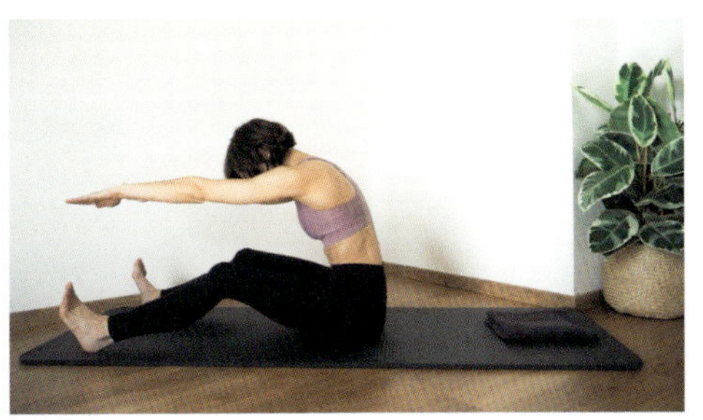

8. Open Leg Rocker (siehe S. 60)
Fünf- bis zehnmal (Wechsel) oder fünfmal je zwei

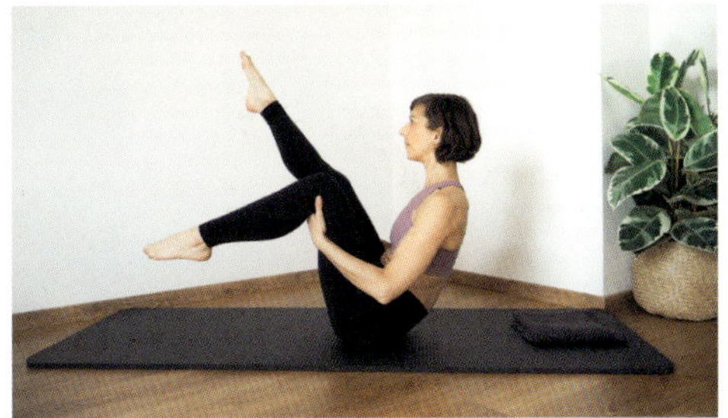

9. Swan (siehe S. 66)
Drei bis fünf Wiederholungen

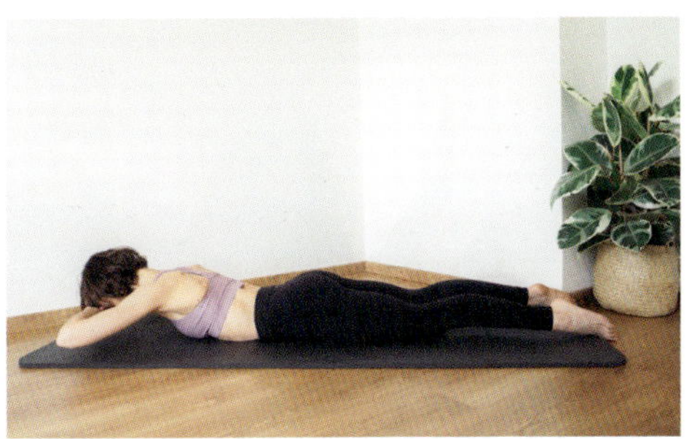

10. Shoulder Bridge (siehe S. 74)
Drei bis fünf Wiederholungen

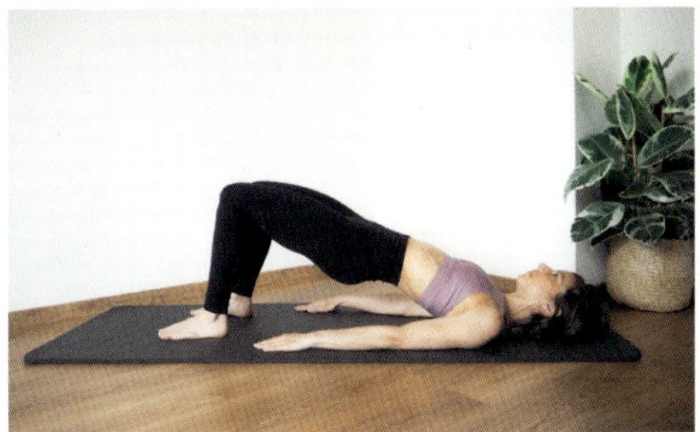

Level 2: Fortgeschrittene

1 EINZIGE ÜBUNGSRUNDE

Versuchen Sie es mit dem nächsthöheren Trainingslevel!
Zögern Sie nicht, nötigenfalls die Anzahl der Wiederholungen zu reduzieren.

1. Hundred (siehe S. 38)
Hundert Schläge bzw. zehn Atemzüge

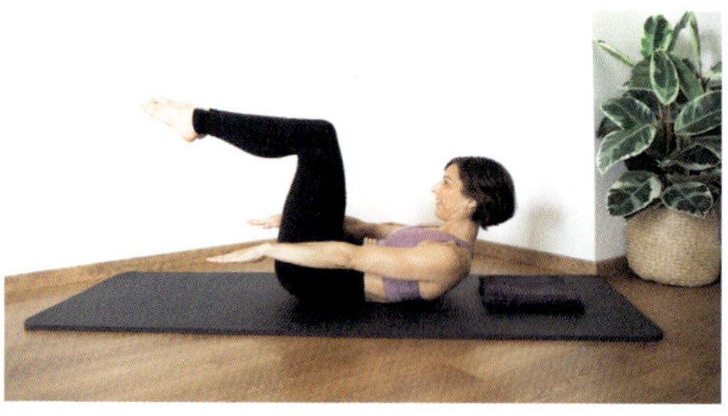

2. Roll Up (siehe S. 40)
Fünf bis zehn Wiederholungen

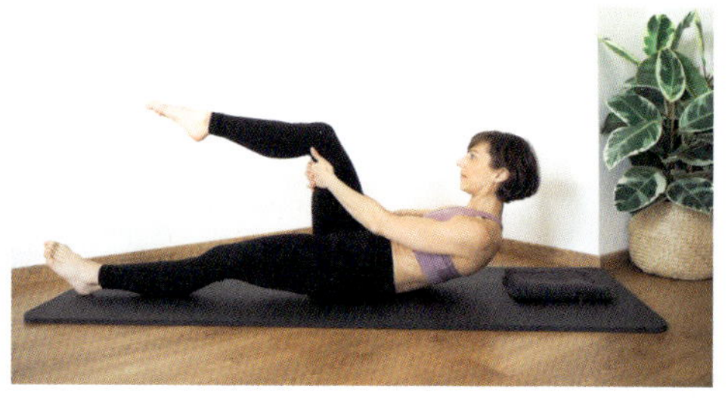

3. Rolling like a ball (siehe S. 46)
Fünf bis zehn Wiederholungen

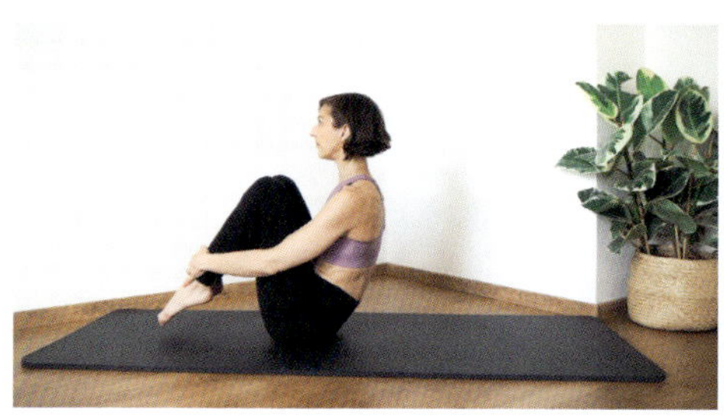

4. Single Leg Stretch (siehe S. 48)
Sechs bis zehn Wiederholungen

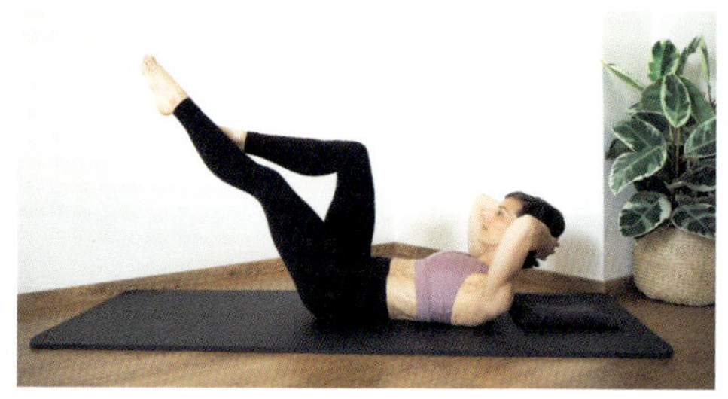

5. Double Leg Stretch (siehe S. 50)
Sechs bis zehn Wiederholungen

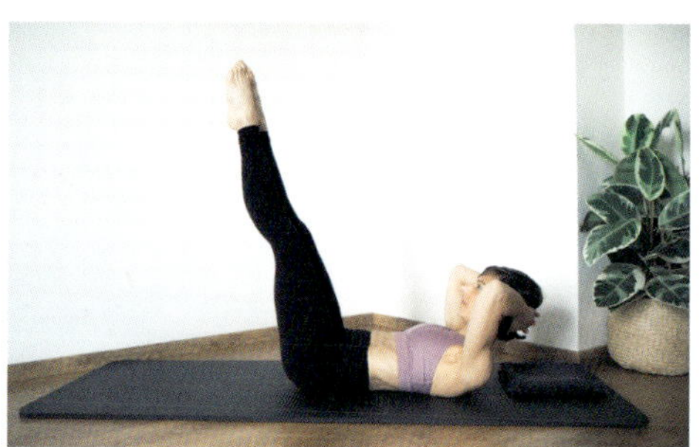

6. Scissors (siehe S. 52)
Sechs bis acht Wiederholungen (Wechsel)

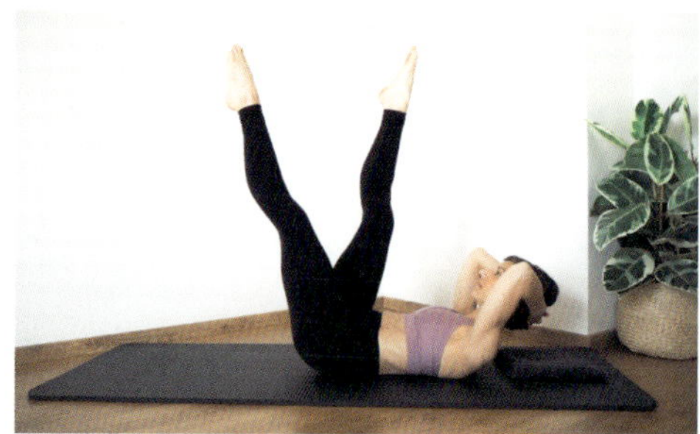

7. Criss Cross (siehe S. 56)
Sechs bis zehn Wiederholungen (Wechsel)

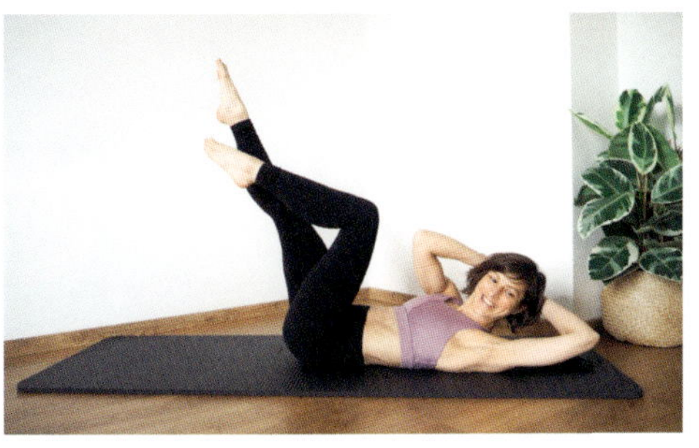

8. Lower and Lift (siehe S. 54)
Drei bis fünf Wiederholungen

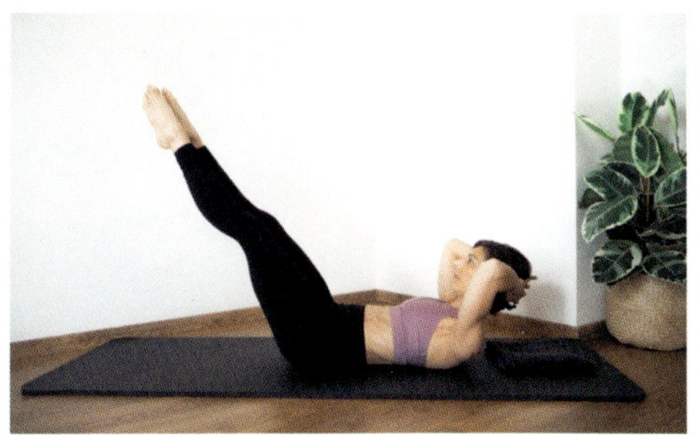

9. Spine Stretch (siehe S. 58)
Drei bis fünf Wiederholungen

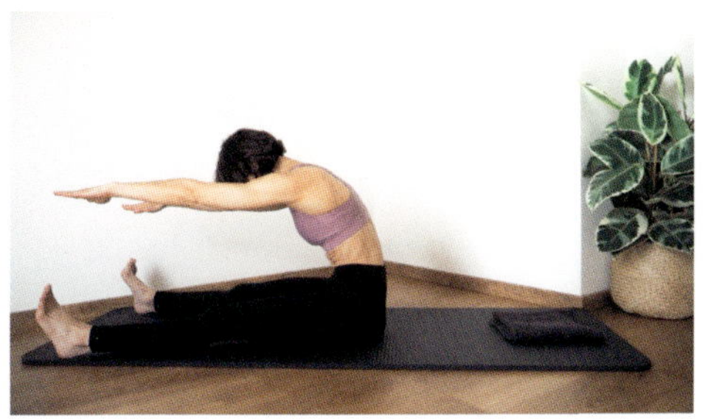

10. Open Leg Rocker (siehe S. 60)
Fünf- bis zehnmal (Wechsel) oder fünfmal je zwei

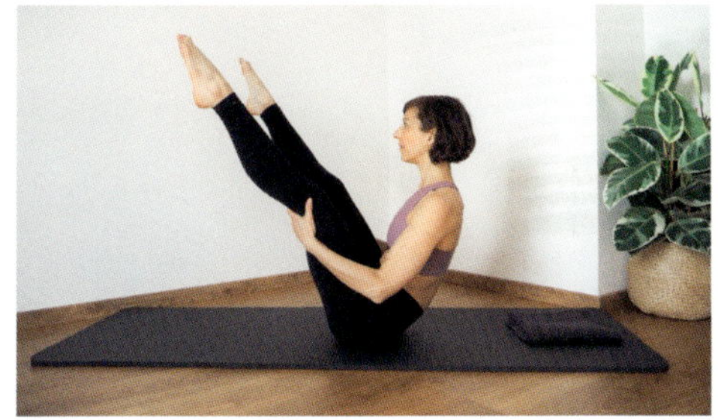

11. Corkscrew (siehe S. 62)
Vier bis sechs Wiederholungen

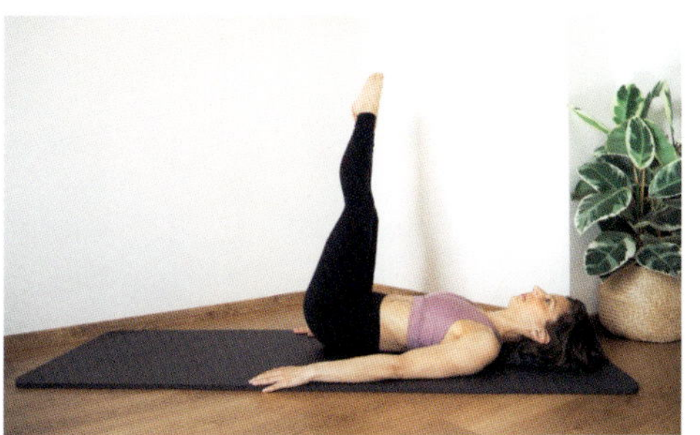

12. Swan (siehe S. 66)
Drei bis fünf Wiederholungen

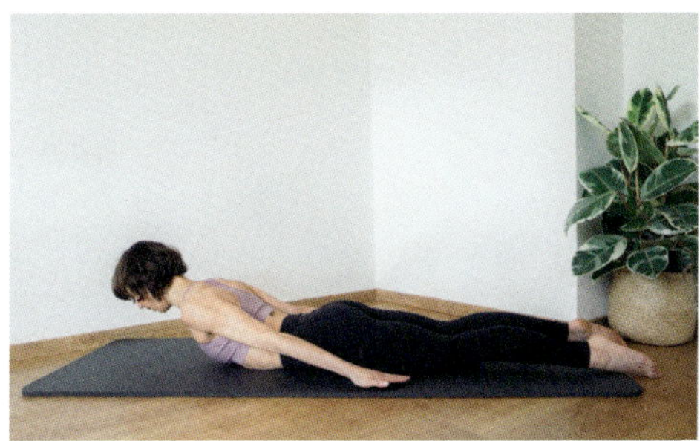

13. Shoulder Bridge (siehe S. 74)
Drei bis fünf Wiederholungen

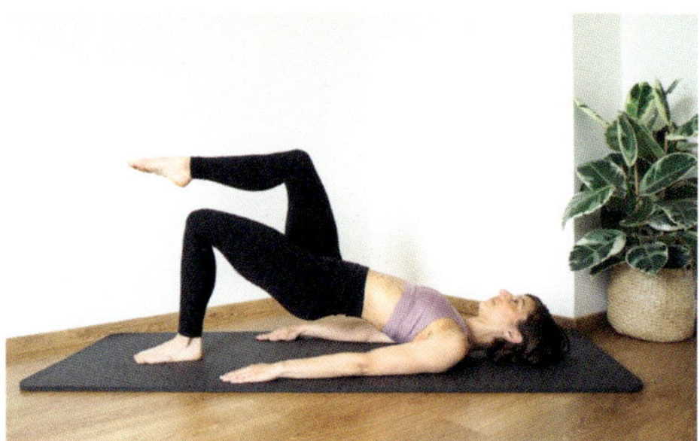

14. Spine Twist (siehe S. 76)
Sechs bis zehn Wiederholungen (Wechsel)

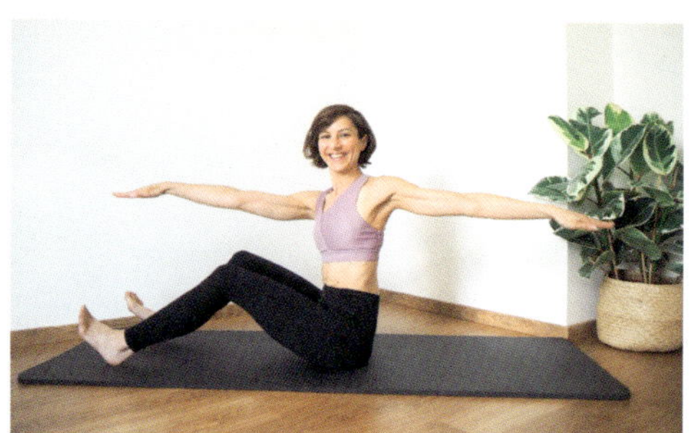

15. Side Lift (siehe S. 80)
Drei Wiederholungen

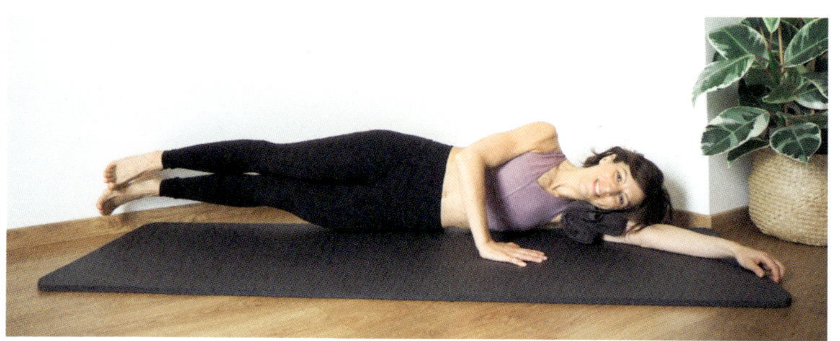

16. Teaser (siehe S. 92)
Sechs bis acht Wiederholungen (Wechsel)

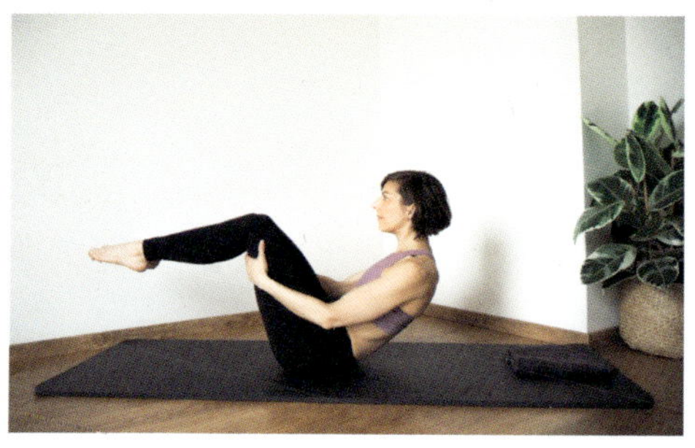

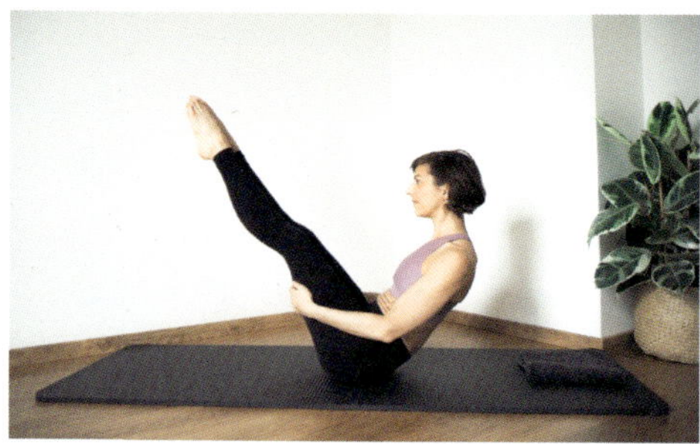

17. Cancan (siehe S. 94)
Vier bis sechs Wiederholungen (Wechsel)

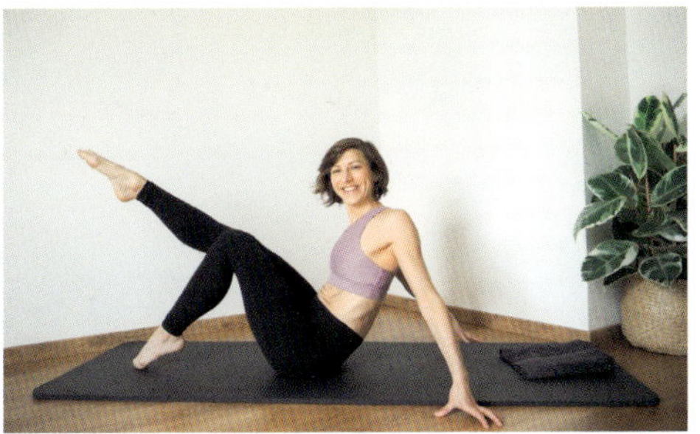

18. Swimming (siehe S. 96)
Sechs bis zehn Wiederholungen (Wechsel)

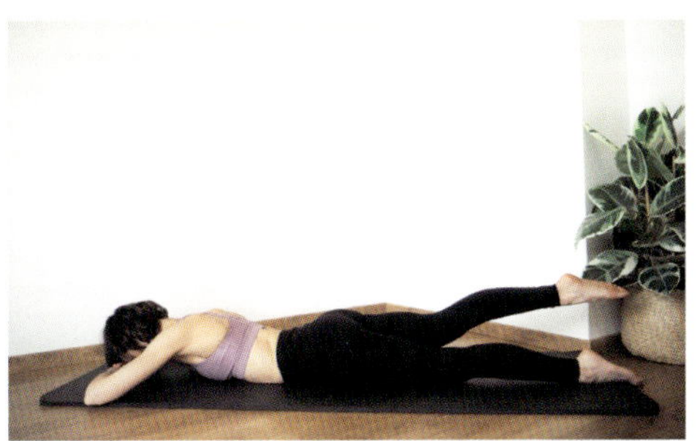

19. Seal (siehe S. 104)
Fünf bis zehn Wiederholungen

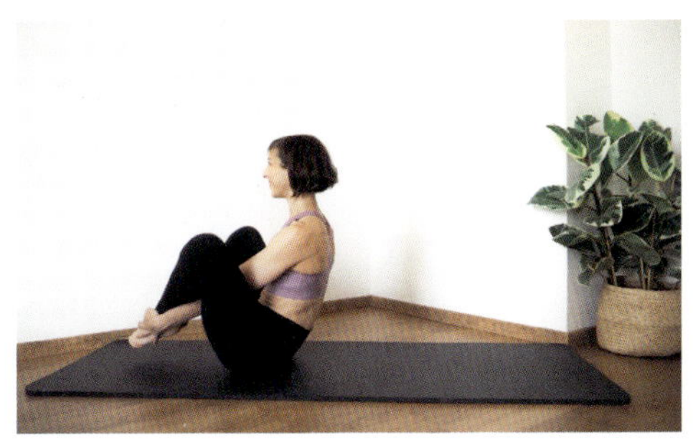

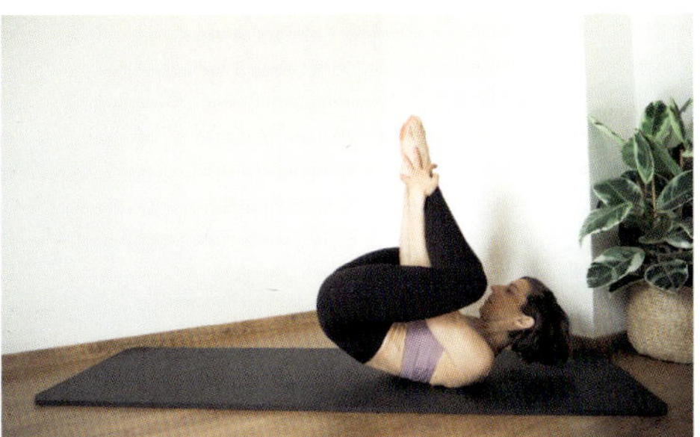

20. Crab (siehe S. 106)
Fünf bis zehn Wiederholungen

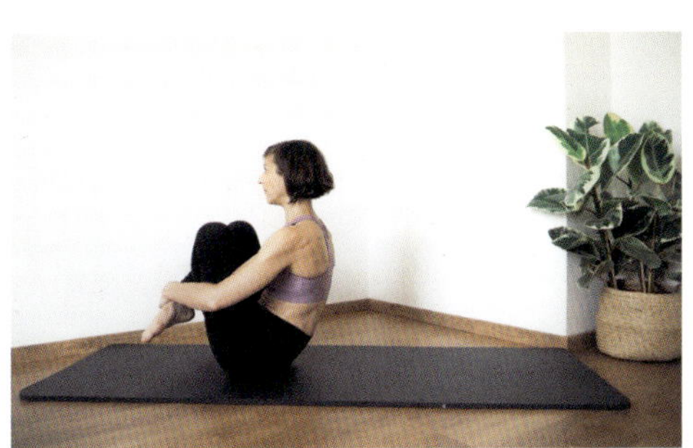

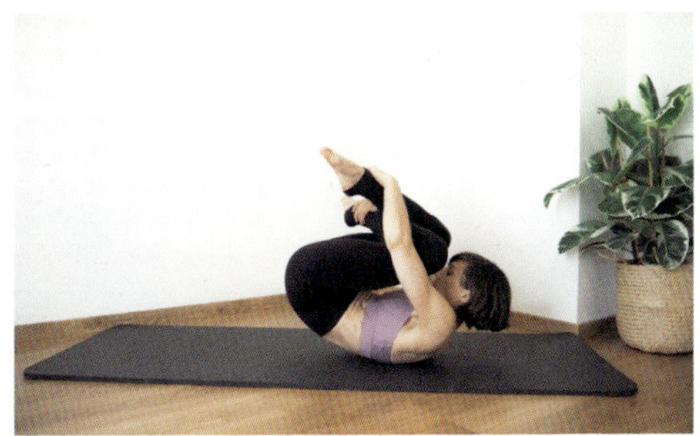

Level 3: Profis

1 EINZIGE ÜBUNGSRUNDE

Jetzt birgt Pilates fast keine Geheimnisse mehr für Sie! Es liegt nun an Ihnen, mit fließenden Übergängen und hoher Genauigkeit zu üben.

1. Hundred (siehe S. 38)
Hundert Schläge bzw. zehn Atemzüge

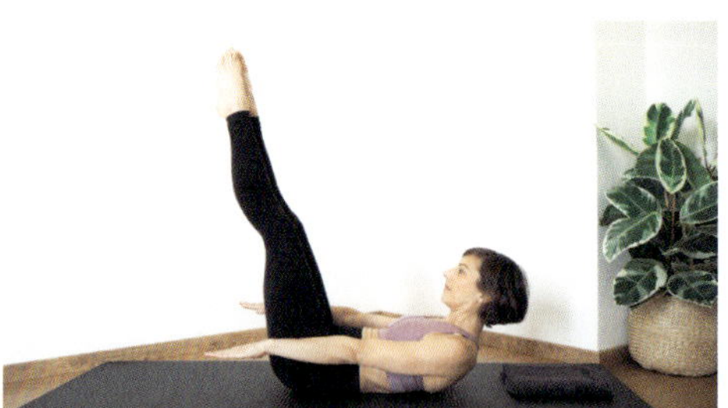

2. Roll Up (siehe S. 40)
Fünf bis zehn Wiederholungen

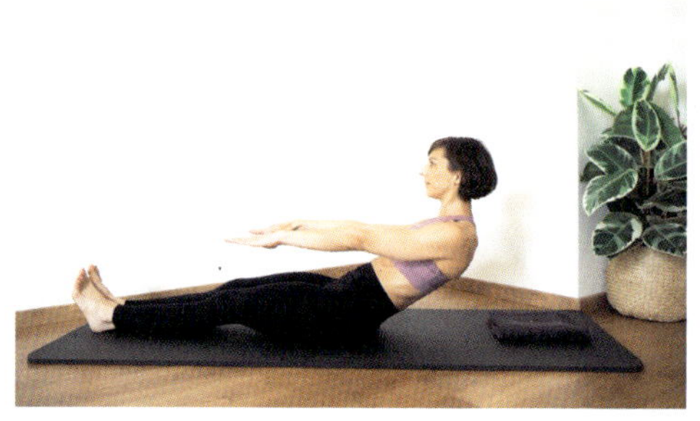

3. Roll Over (siehe S. 42)
Drei Wiederholungen in jeder Richtung

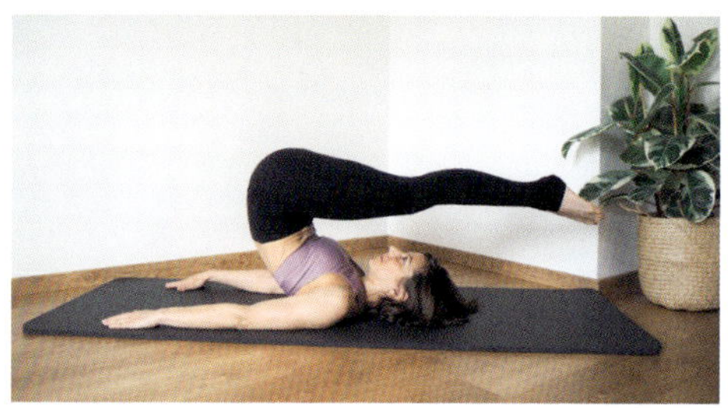

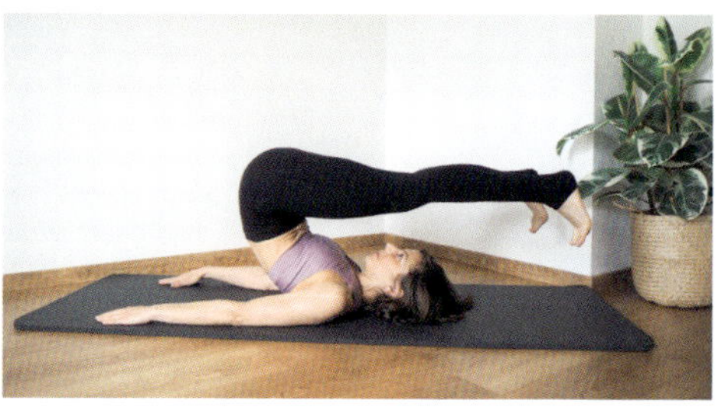

4. Rolling like a ball (siehe S. 46)
Fünf bis zehn Wiederholungen

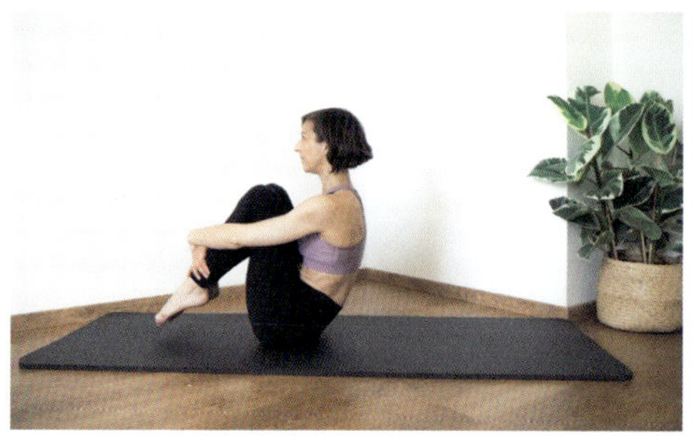

5. Single Leg Stretch (siehe S. 48)
Sechs bis zehn Wiederholungen (Wechsel)

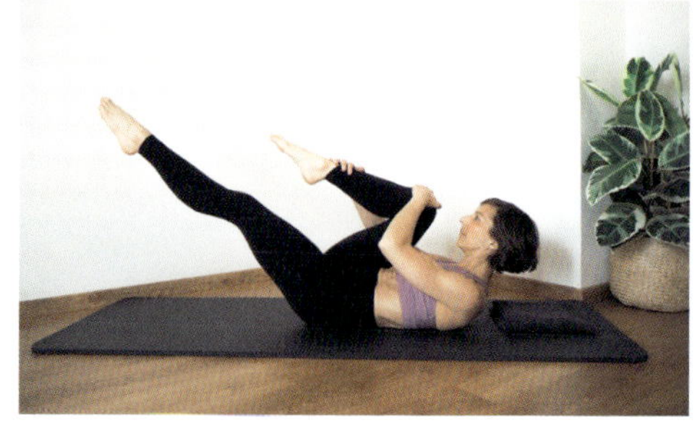

6. Double Leg Stretch (siehe S. 50)
Sechs bis zehn Wiederholungen

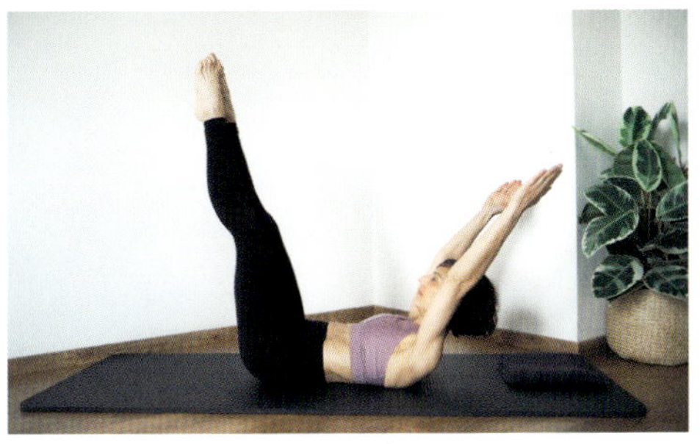

7. Scissors (siehe S. 52)
Sechs bis acht Wiederholungen (Wechsel)

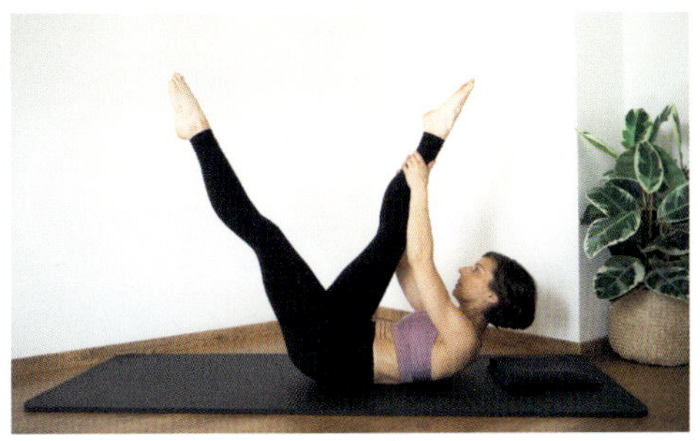

8. Lower and Lift (siehe S. 54)
Drei bis fünf Wiederholungen

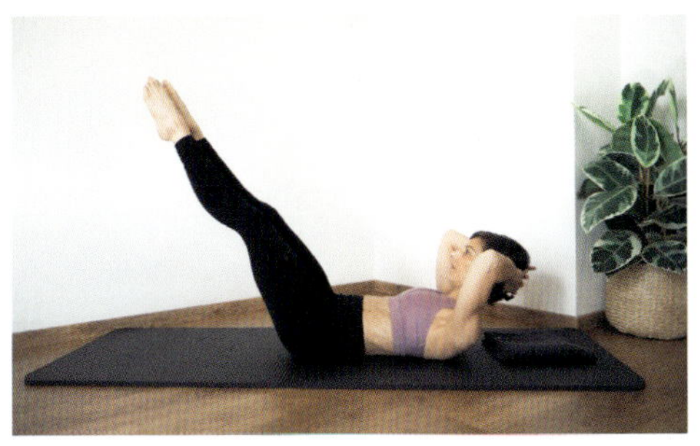

9. Criss Cross (siehe S. 56)
Sechs bis zehn Wiederholungen (Wechsel)

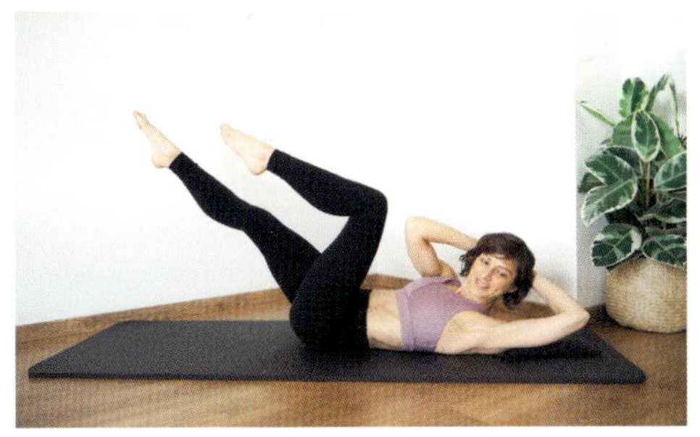

10. Spine Stretch (siehe S. 58)
Drei bis fünf Wiederholungen

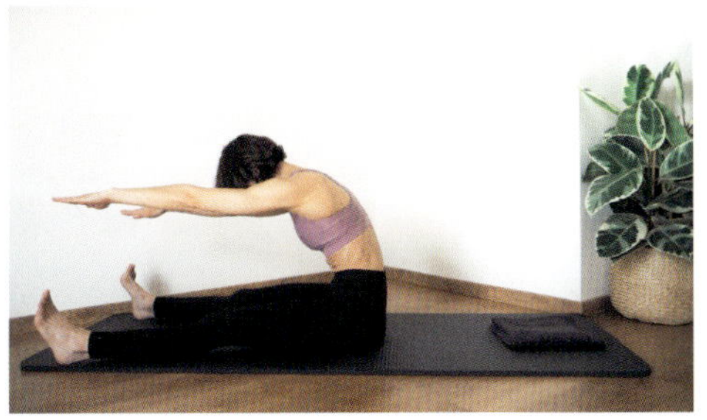

11. Open Leg Rocker (siehe S. 60)
Fünf- bis zehnmal (Wechsel) oder fünfmal je zwei

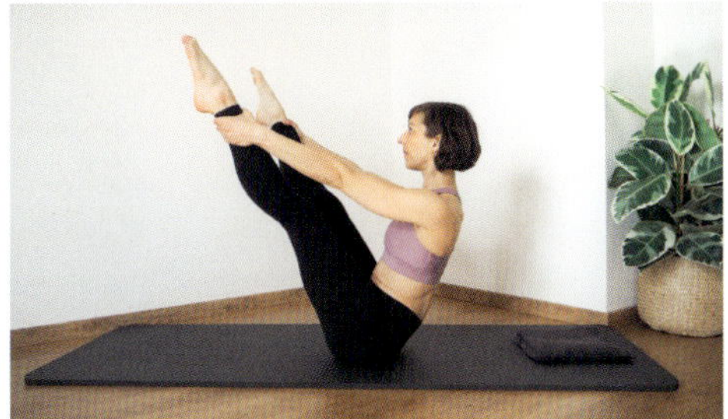

12. Corkscrew (siehe S. 62)

Vier bis sechs Wiederholungen im Wechsel

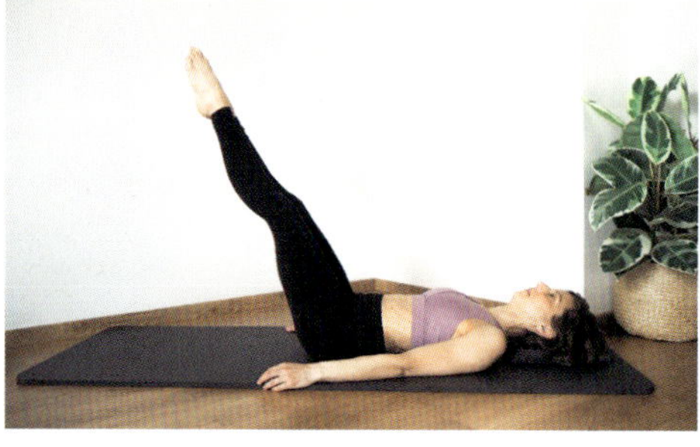

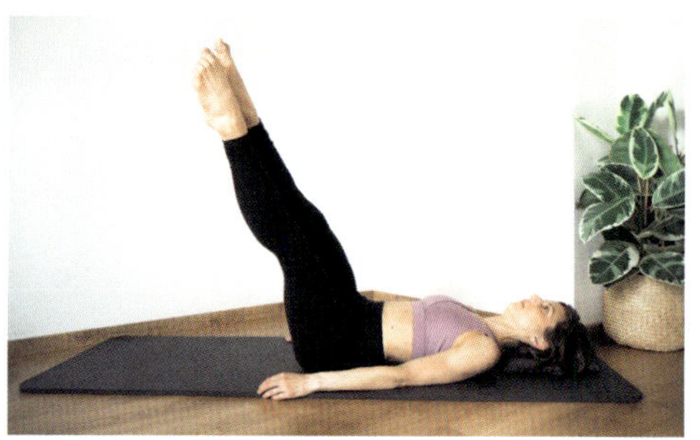

13. Saw (siehe S. 64)

Sechs bis zehn Wiederholungen (Wechsel)

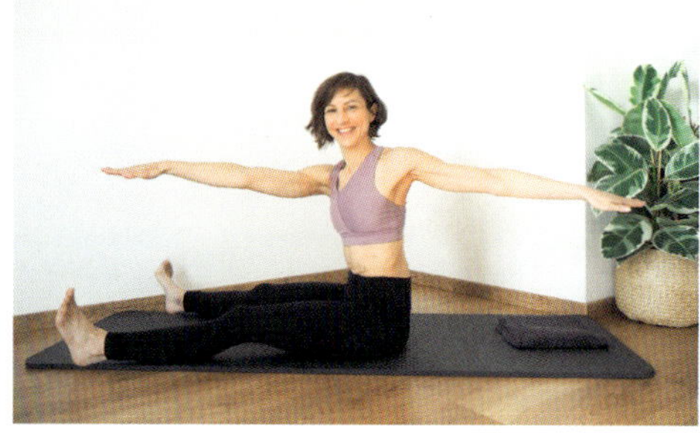

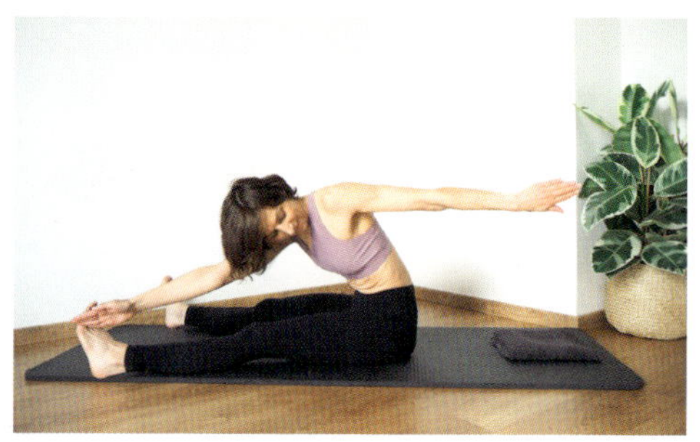

14. Swan (siehe S. 66)
Drei bis fünf Wiederholungen

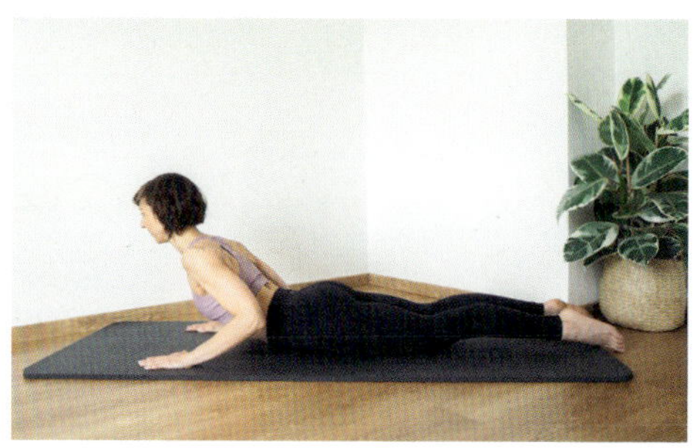

15. Neck Pull (siehe S. 72)
Drei bis fünf Wiederholungen

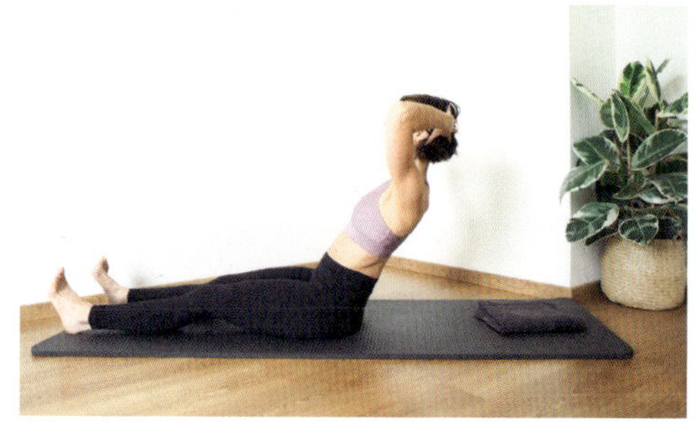

16. Shoulder Bridge (siehe S. 74)
Drei bis fünf Wiederholungen

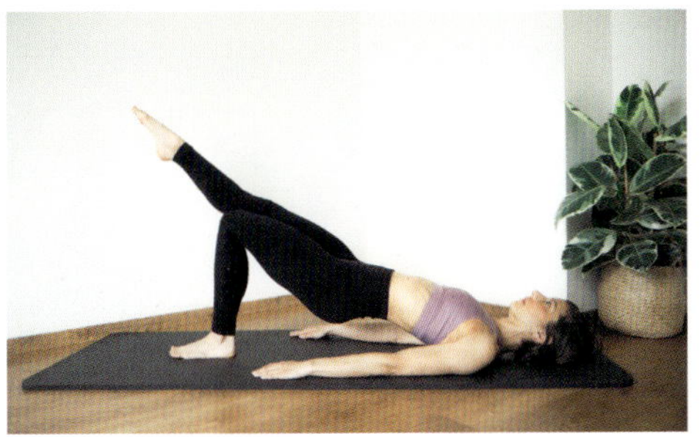

17. Spine Twist (siehe S. 76)
Sechs bis zehn Wiederholungen (Wechsel)

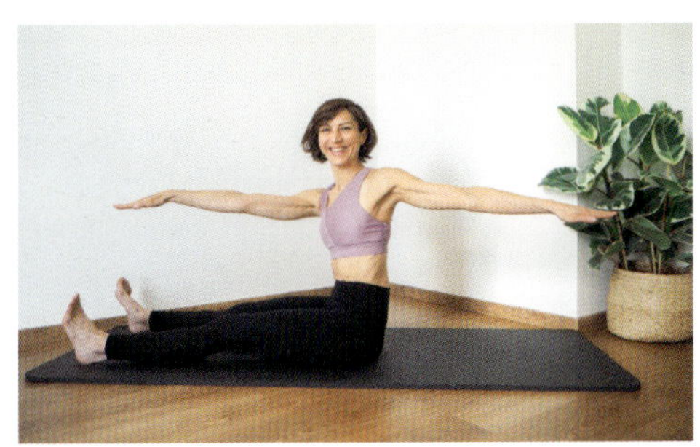

18. Jack Knife
(siehe S. 78)
Fünf
Wiederholungen

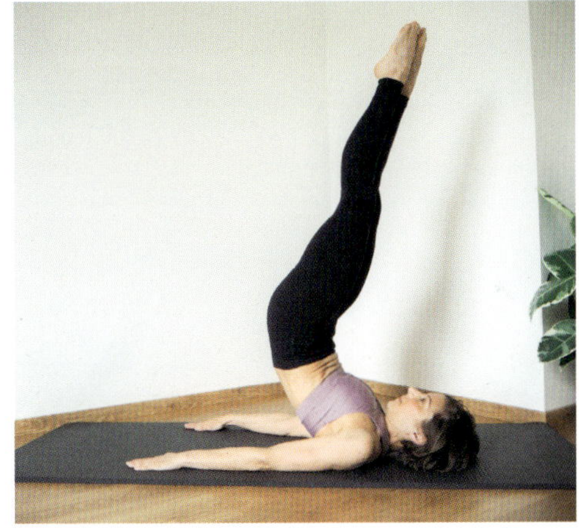

19. Side Kick Series (siehe S. 82)

Fünf bis zehn Wiederholungen

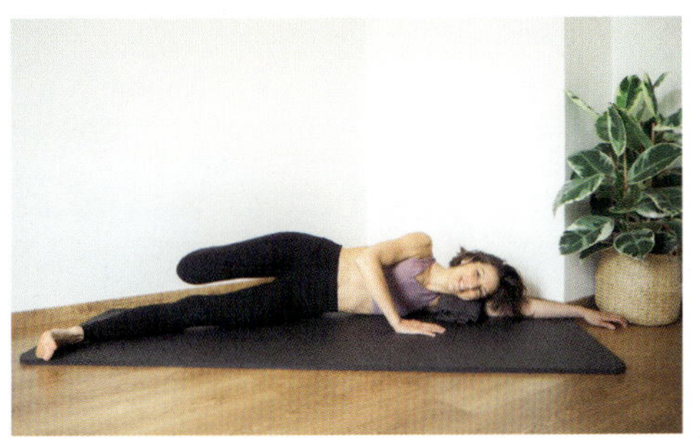

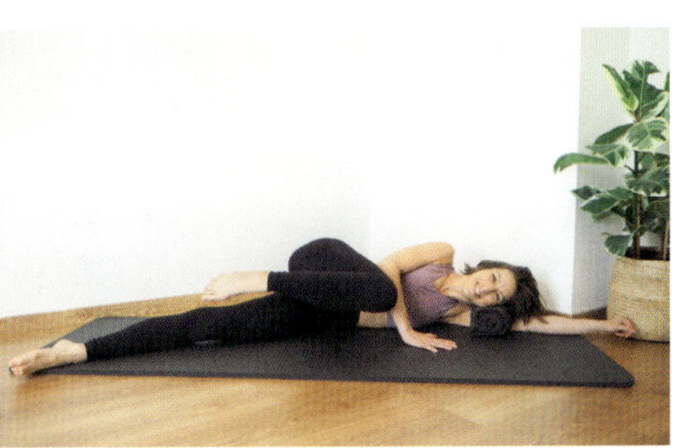

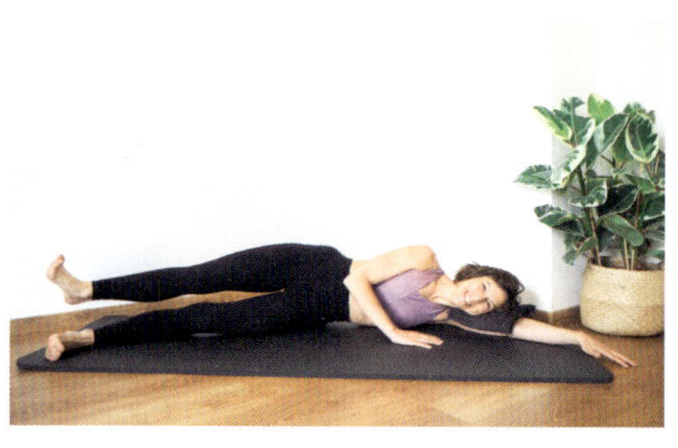
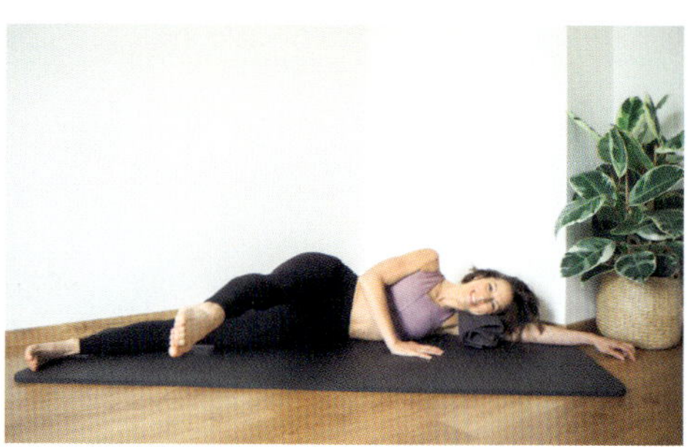
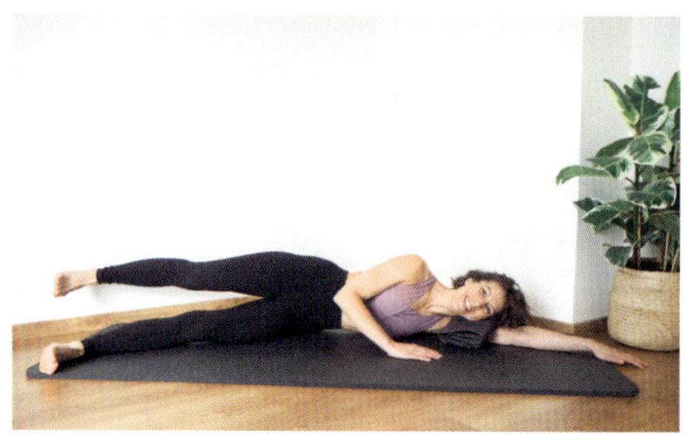
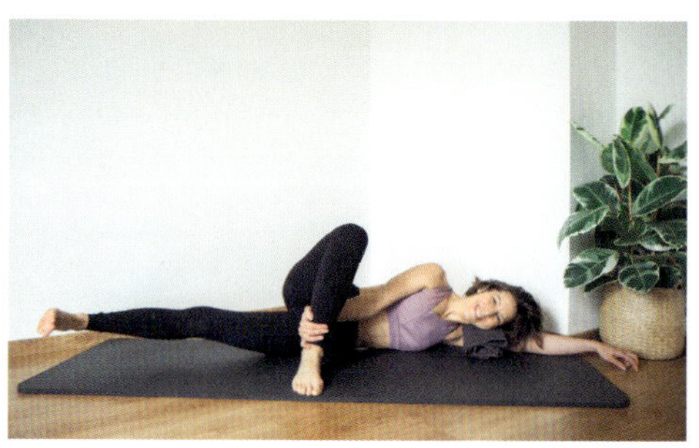
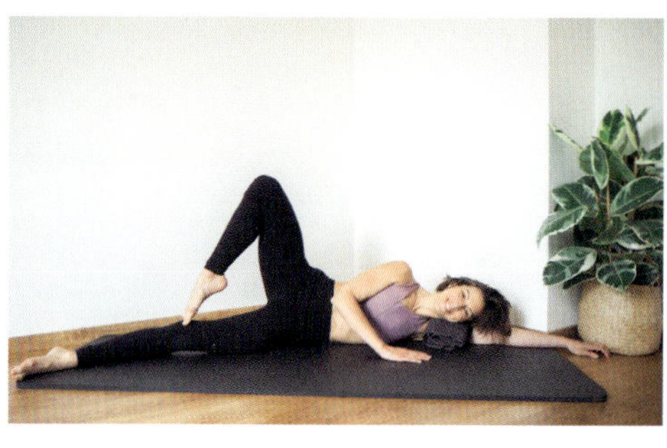
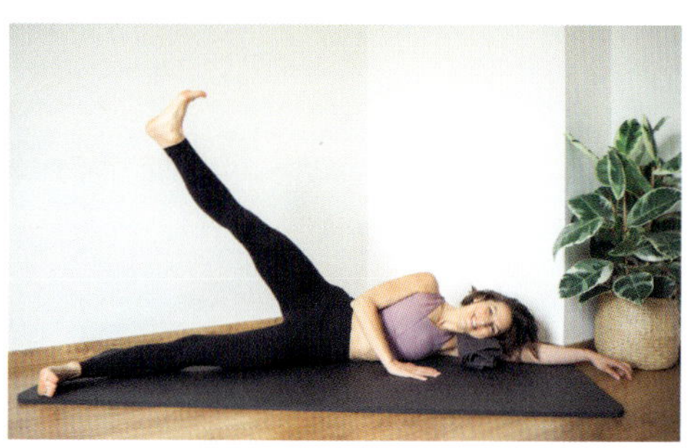
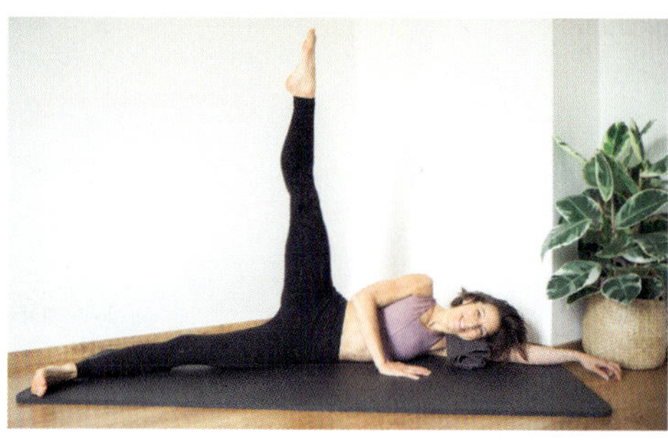
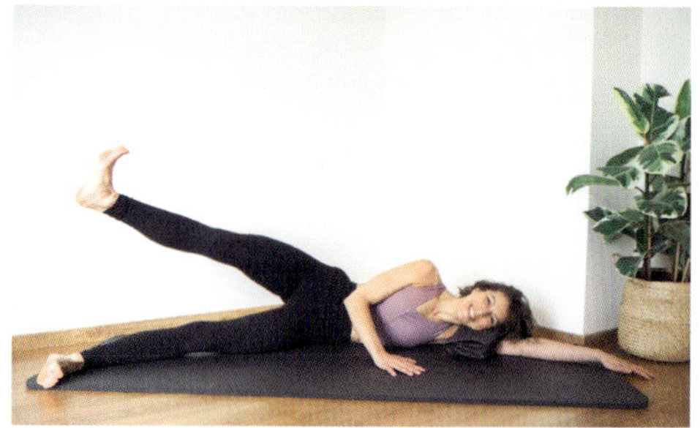

20. Teaser (siehe S. 92)
Sechs bis acht Wiederholungen (Wechsel)

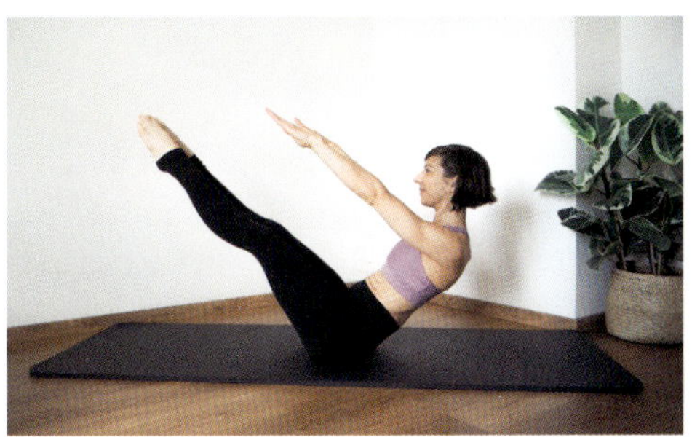

21. Swimming (siehe S. 96)
Sechs bis zehn Wiederholungen (Wechsel)

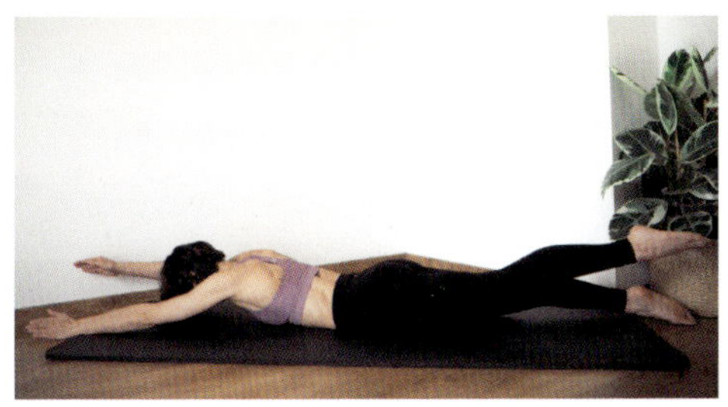

22. Leg Pull Front (siehe S. 98)
Vier- bis sechsmal Ausatmen

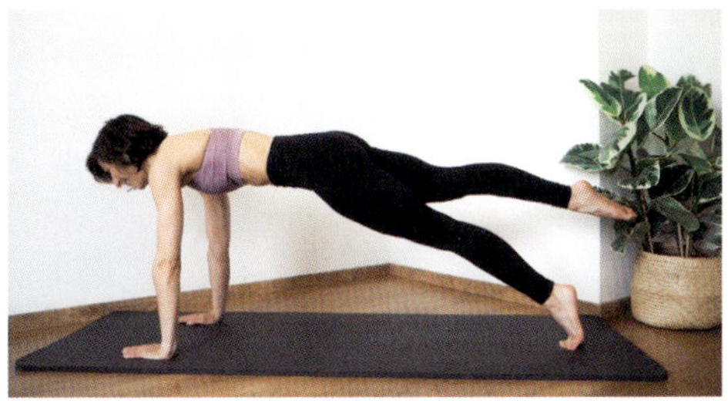

23. Side Bend (siehe S. 100)
Drei bis fünf Atemzüge

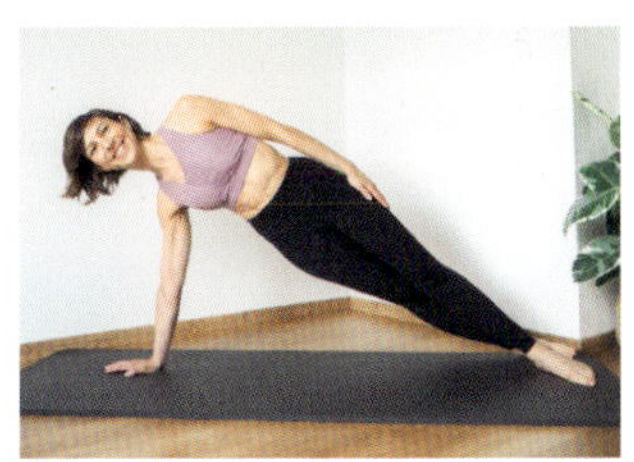

24. Seal (siehe S. 104)
Fünf bis zehn Wiederholungen

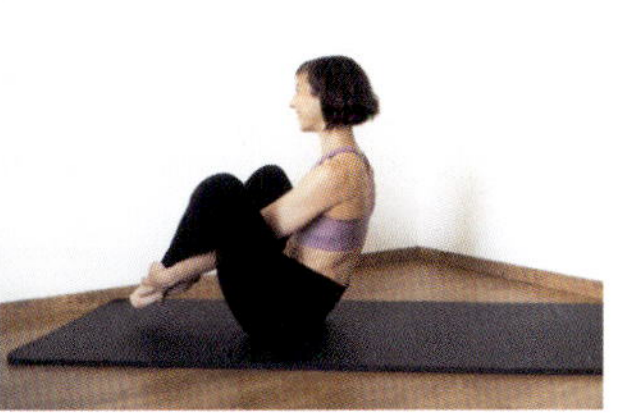

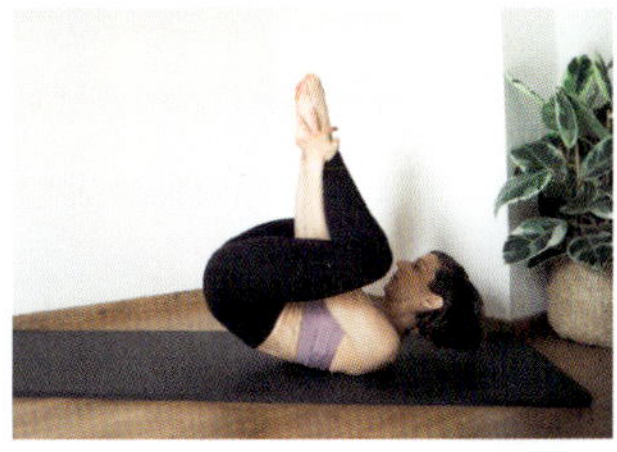

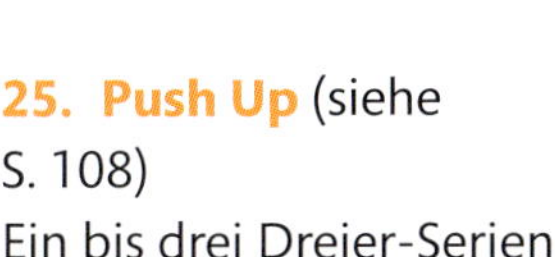

25. Push Up (siehe S. 108)
Ein bis drei Dreier-Serien

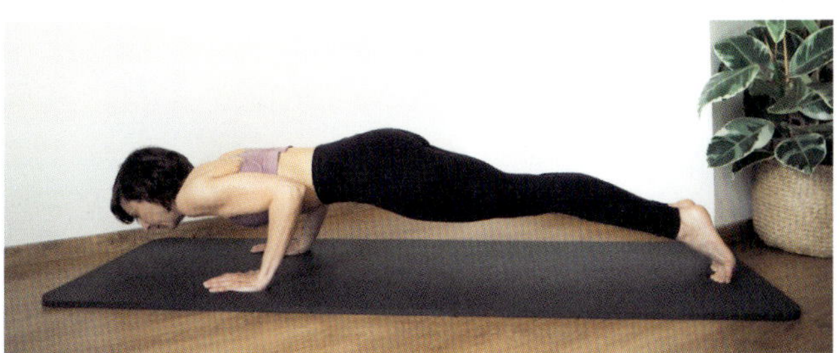

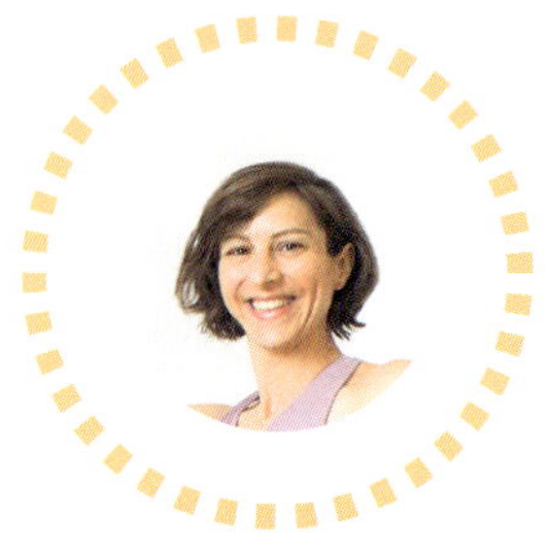

Séverine ist staatlich geprüfte Sportlehrerin (BPJEPS AGFF) und Pilates-Trainerin. Sie übt diesen Sport seit ihrer Kindheit aus und beschloss, aus ihrer Leidenschaft einen Beruf zu machen, indem sie zwei wichtige Diplome absolvierte. Sie hat sich in der Folge sehr schnell weitergebildet und zertifiziert. Sie betreibt eine Website (jesuisunecoach.fr) und einen Instagram-Account (@jesuisunecoach). Ihre Devise: »Ich liebe Käse, ich liebe Wein, ich liebe gutes Essen. Sicher, nebenbei treibe ich Sport, aber ich trainiere, weil es Spaß macht und mich gesund erhält.«

ISBN 978-3-8094-4622-4

1. Auflage

Die Originalausgabe erschien auf Französisch unter dem Titel *Pilates super simple – 40 exercices en pas à pas*

Fotos: © Myrtille Boyer

Projektleitung dieser Ausgabe:
Martha Sprenger
Umschlaggestaltung: Timo Wenda
Übersetzung: Margit Findl
Redaktion und Producing:
Alex Klubertanz, Haßfurt
Herstellung: Timo Wenda

Penguin Random House Verlagsgruppe
FSC® N001967

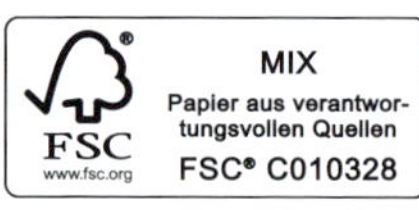

Druck und Bindung: Alföldi Nyomda Zrt., Debrecen

Printed in Hungary